野马追提取物对肝癌的作用及机制研究

主　编　张永慧（重庆三峡医药高等专科学校）

华中科技大学出版社
http://press.hust.edu.cn
中国·武汉

内容简介

本书通过体内、体外实验分别研究野马追内酯 A 和野马追内酯 B 在肝癌中的作用。笔者利用裸鼠皮下成瘤实验模型探究野马追内酯 A 和野马追内酯 B 对肿瘤生长的影响;通过显微镜观察、CCK8 检测、BrdU染色、软琼脂克隆形成实验探究野马追内酯 A 和野马追内酯 B 对肝癌细胞增殖和迁移的影响;通过CCK8 检测、流式细胞术、电镜技术和免疫印迹评估野马追内酯 A 和野马追内酯 B 对细胞周期和细胞死亡的影响。

本书主要适用于中医药科研工作者。现阶段介绍野马追中药材的相关书籍较少,本书对野马追提取物抗肝癌作用进行梳理,希望能够挖掘出该药物的更大价值,以便能更好地将其应用于临床疾病的治疗。

图书在版编目(CIP)数据

野马追提取物对肝癌的作用及机制研究/张永慧主编.—武汉:华中科技大学出版社,2023.6
ISBN 978-7-5680-9549-5

Ⅰ.①野… Ⅱ.①张… Ⅲ.①野马追-作用-肝癌-研究 Ⅳ.①R735.7

中国国家版本馆 CIP 数据核字(2023)第 110432 号

野马追提取物对肝癌的作用及机制研究 张永慧 主编
Yemazhui Tiquwu dui Gan'ai de Zuoyong ji Jizhi Yanjiu

策划编辑:居 颖
责任编辑:郭逸贤
封面设计:廖亚萍
责任校对:程 慧
责任监印:周治超
出版发行:华中科技大学出版社(中国·武汉)　　电话:(027)81321913
　　　　　武汉市东湖新技术开发区华工科技园　　邮编:430223
录　排:华中科技大学惠友文印中心
印　刷:武汉市洪林印务有限公司
开　本:787mm×1092mm　1/16
印　张:11.5
字　数:202 千字
版　次:2023 年 6 月第 1 版第 1 次印刷
定　价:88.00 元

序

天然产物因其特有的化学结构及其结构多样性一直是新药研发的重要来源,数据显示近 40 年全世界上市的新药约有 46% 源于天然产物或其衍生物,如大家所熟知的青蒿素、紫杉醇等。习近平总书记强调,中医药振兴发展迎来天时、地利、人和的大好时机,要深入发掘中医药宝库中的精华,充分发挥中医药的独特优势,推进中医药现代化。从传统中药中挖掘发现活性天然单体化合物,对原创新药研发和中药现代化都有重要意义。

癌症是世界第二大致死病因,其中肺癌、乳腺癌、肝癌等无论发病率还是死亡率都排名前列,而针对肝癌的靶向药相对较少且还存在结构相似性,易产生耐药性。因此研发新型抗肝癌药物刻不容缓,而天然产物因其来源新颖、结构多样,为新药研发提供了极大的可能性。

野马追为《中华人民共和国药典》(2020 年版)收录的传统中药,为菊科植物轮叶泽兰的干燥地上部分。野马追富含倍半萜内酯类化合物,该类化合物以结构多变、生物活性多样而引起广泛关注。青蒿素(抗疟)、阿格拉宾(arglabin,抗肿瘤、抗炎)等多个上市药物(或药物先导化合物)皆为倍半萜内酯类化合物。

本书作者研究发现野马追的两个倍半萜内酯类化合物野马追内酯 A 和野马追内酯 B 可以显著抑制肝癌细胞增殖和迁移,具体机制可能为阻滞细胞周期、诱导细胞铁死亡、影响 MAPK 信号通路等。本书揭示了野马追提取物在抗肝癌方面的作用并挖掘其作用靶点,提示野马追提取物可作为一种非常有潜力的可开发的小分子药物,用于肝癌的治疗。本书为进一步开发利用中药野马追奠定了重要的临床前研究实验基础。野马追作为道地药材,开发其新的临床功效,是促进地方经济发展的重要手段。本书的研究内容在一定程度上推动了我国中医药传承创新发展。

中国科学院上海药物研究所研究员
中科环渤海(烟台)药物高等研究院研究员
重庆大学研究员

目录

Mulu

第一章　概述 /1

一、野马追内酯 A 在肝癌中的作用 /2

二、野马追内酯 B 在肝癌中的作用 /3

第二章　野马追内酯 A 在肝癌中的作用 /4

一、实验仪器和材料 /4

二、实验方法 /9

三、实验结果 /20

四、结论 /28

第三章　野马追内酯 B 在肝癌中的作用 /37

一、实验仪器和材料 /37

二、实验方法 /42

三、实验结果 /51

四、结论 /65

第四章　野马追内酯 A 在制备抗血管生成类药物中的应用 /66

一、部分实验仪器和材料 /67

二、实验方法 /69

三、实验结果 /72

四、结论 /74

第五章　相关研究进展 /76

一、肝癌治疗药物研究进展 /76

二、野马追研究进展 /78

三、肿瘤细胞增殖机制研究进展 /88

四、肿瘤细胞迁移机制研究进展 /93

五、铁死亡研究进展 /100

六、细胞坏死研究进展 /102

七、细胞自噬研究进展 /110

八、细胞凋亡研究进展 /113

九、血管生成与肿瘤研究进展 /116

参考文献 /129

附录 /160

致谢 /164

彩图 /165

第一章
概　述

　　原发性肝癌(下简称肝癌)是临床常见的恶性肿瘤,由于早期诊断率低,大多数患者确诊时已进入中晚期,失去了手术根治的机会。肝癌化学治疗药物包括传统的细胞毒性药物和分子靶向药物,传统的细胞毒性药物在治疗肝癌时,靶向较差且对机体的毒副作用大。近年来,随着分子靶向药物的研发进展,应用分子靶向药物可延长肝癌患者生存期,为肝癌患者控制肝癌病程发展带来了希望。索拉非尼等分子靶向药物对部分肿瘤患者有效,但其存在脱靶问题且价格昂贵等缺点,因此,寻找药理学特性优良的分子靶向药物具有重要的科学意义和临床价值。

　　野马追是菊科植物轮叶泽兰(*Eupatorium lindleyanum* DC.)的全草。以野马追为主要成分的野马追糖浆、片剂和复方制剂常用于治疗慢性支气管炎,其作用机制为降低炎症因子、肿瘤坏死因子等水平,上调超氧化物歧化酶水平,可有效发挥肺损伤保护作用。迄今为止,从野马追植物中提取的化学成分主要为挥发油类、有机酸类、黄酮类、三萜类、倍半萜类及其他类成分。本项目研究对象野马追内酯 A(Eupalinolide A,EA)和野马追内酯 B(Eupalinolide B,EB)为从野马追中提取的倍半萜内酯成分。关于野马追提取物抗肿瘤作用的研究较少,已有研究显示野马追提取物具有抗乳腺癌、肺癌的作用,但在肝癌领域尚未有研究报道。前期研究显示,野马追内酯 A 和野马追内酯 B 可显著降低裸鼠皮下成瘤实验模型肿瘤的体积和重量。为进一步验证野马追提取物对肝癌的作用,本书从体内实验和体外实验两个部分展开研究:①野马追内酯 A 在肝癌中的作用;②野马追内酯 B 在肝癌中的作用。

一、野马追内酯 A 在肝癌中的作用

（一）研究背景和目的

肝癌是常见的原发性恶性肿瘤。目前用于治疗肝癌的药物仍会缩短患者的总生存期。因此，开发新的治疗肝癌的小分子药物具有重要的意义。虽然野马追糖浆已在临床上用于治疗呼吸系统疾病，但是，关于野马追提取物对肝癌的影响的报道仍然较少。在本研究中，我们探究野马追提取物之一野马追内酯 A（EA）对肝癌的影响。

（二）研究方法

利用裸鼠皮下成瘤实验模型探究 EA 对肿瘤生长的影响；通过显微镜观察、CCK8 检测、BrdU 染色、软琼脂克隆形成实验探究 EA 对肝癌细胞增殖和迁移的影响；通过 CCK8 检测、流式细胞术、电镜技术和免疫印迹（Western blot）评估 EA 对细胞周期和细胞死亡的影响。

（三）研究结果

EA 通过将细胞周期阻滞在 G1 期和诱导肝癌细胞自噬能显著抑制细胞的增殖和迁移。EA 诱导的自噬通路可由活性氧（ROS）和 ERK 信号通路激活介导。ROS、自噬和 ERK 的抑制剂可抑制 EA 诱导的细胞死亡和迁移。

（四）研究结论

本研究揭示了 EA 可抑制肝癌细胞的增殖和迁移，EA 有望成为治疗肝癌的一种潜在的抗肿瘤化合物。

二、野马追内酯 B 在肝癌中的作用

(一)研究背景和目的

肝癌是一种常见的恶性肿瘤。经典的分子靶向药物索拉非尼价格昂贵,且仅对部分患者有效。因此,寻找新的分子靶向药物具有重要的临床意义。野马追糖浆已在临床上用于治疗呼吸系统疾病。在本研究中,我们探究野马追提取物之一野马追内酯 B(EB)对肝癌的影响。

(二)研究方法

我们首先利用异种移植模型和 PDX 模型探究 EB 对肿瘤生长的影响;通过显微镜观察、CCK8 检测、BrdU 染色、软琼脂克隆形成实验探究 EB 对肝癌细胞增殖和迁移的影响;通过流式细胞术、Western blot 和电镜技术研究细胞周期、细胞凋亡、细胞坏死、细胞自噬和铁死亡。

(三)研究结果

EB 通过将细胞周期阻滞在 S 期,诱导肝癌细胞的铁死亡,激活血红素加氧酶-1(HO-1)并参与 EB 诱导的内质网氧化应激。当 HO-1 被抑制后,EB 诱导的细胞死亡和内质网氧化应激相关蛋白表达得到恢复。细胞迁移相关机制包括 ROS-ER-JNK 信号通路的激活,与铁死亡无关。在本研究中,我们首次发现 EB 在肝癌中具有抑制细胞增殖和迁移的作用。

(四)研究结论

EB 是一种有前景的可用于治疗肝癌的抗肿瘤化合物。

第二章

野马追内酯 A 在
肝癌中的作用

一、实验仪器和材料

本章研究所用的部分实验仪器和材料分别列于表 2.1 至表 2.3。

表 2.1　部分实验仪器列表

序号	仪器名称	型号	生产公司
1	超净工作台	SW-CJ-2FD	苏州安泰空气技术有限公司
2	超声波清洗机	DGD300-V	张家港市锐志超声科技有限公司
3	超声波细胞粉碎机	JY92-Ⅱ	宁波新芝生物科技股份有限公司
4	纯水仪	Master-E	上海和泰仪器有限公司
5	电泳仪	EPS-300	上海天能生命科学有限公司
6	电子天平	AR1530	上海志荣电子科技有限公司
7	多功能水平电泳槽	HE-120Gen	上海天能生命科学有限公司
8	细胞培养箱	MCO-15AC	三洋贸易株式会社
9	高速冷冻离心机	H1850R	上海利鑫坚离心机有限公司
10	高速离心机	H-1850	湖南湘仪实验室仪器开发有限公司
11	隔水式电热恒温箱	ZXGP-B2080	上海智城分析仪器制造有限公司

序号	仪器名称	型号	生产公司
12	烘箱（电热恒温鼓风干燥箱）	DHG-9240	上海浦东荣丰科学仪器有限公司
13	立式压力蒸汽灭菌锅	LX-C50L	合肥华泰医疗设备有限公司
14	流式细胞仪	DxFLEX	贝克曼库尔特商贸（中国）有限公司
15	酶标分析仪	DNM-9602A	北京普朗新技术有限公司
16	普通冰箱	BCD-185FM	美的集团股份有限公司
17	全能型蛋白快速转膜仪	Trans-Blot Turbo	Bio-Rad
18	实时荧光定量 PCR 仪	Life 7500	Thermo Fisher Scientific
19	手持式匀浆器	F6	—
20	双门超低温冰箱	DW-H	中科美菱低温科技股份有限公司
21	水平电泳槽	JY-SPE	北京君意东方电泳设备有限公司
22	台式真彩触摸屏往复摇床	ZWFR-200	上海智城分析仪器制造有限公司
23	台式微量高速冷冻离心机	Fresco 17	Thermo Fisher Scientific
24	微型离心机	Mini-6K	杭州奥盛仪器有限公司
25	涡旋混合器	小舞灵	IKA
26	小型湿法转印槽	Mini Trans-Blot	Bio-Rad
27	涡旋振荡器	MS 3 basic	IKA
28	倒置显微镜	DMi8	Leica
29	液氮罐	YDS-20	成都钧乔科技有限公司
30	转膜仪	iBlot	Invitrogen

表 2.2　部分实验试剂及耗材列表

序号	试剂耗材名称	品牌
1	10% APS	Solarbio
2	1640 培养基	Gibco

序号	试剂耗材名称	品牌
3	24 孔板	甄选
4	30％丙烯酰胺溶液	麦克林
5	3-甲基腺嘌呤	Med Chem Express LLC
6	4％多聚甲醛	碧云天
7	5/10/15/50 mL EP 管	Biosharp
8	5×上样缓冲液	联迈生物
9	96 孔板	甄选
10	Annexin V-FITC/PI 细胞凋亡检测试剂盒	欣博盛
11	BCA 蛋白定量试剂盒	碧云天
12	BrdU 溶液	Millipore Sigma
13	细胞计数试剂盒（CCK8）	Dojindo Laboratories
14	DMEM/F10 培养基	Gibco
15	二甲基亚砜（DMSO）	Solarbio
16	DEPC 水	Med Chem Express LLC
17	N-乙酰半胱氨酸（NAC）	Millipore
18	PBS 粉末	碧云天
19	PD98059	Med Chem Express LLC
20	PMSF	罗氏
21	PVDF 膜	Amresco
22	RIPA	碧云天
23	SDS	Solarbio
24	TEMED	南京建成
25	Transwell 嵌套	Corning

序号	试剂耗材名称	品牌
26	Tris-HCl(pH 6.8)	Thermo Fisher Scientific
27	Tris-HCl(pH 8.8)	Thermo Fisher Scientific
28	TRNzol 通用总 RNA 提取试剂盒	天根
29	Tween-20	Sangon
30	Western blot 一抗稀释液	碧云天
31	Z-VAD-FMK	Med Chem Express LLC
32	八排管	Biosharp
33	彩色 PAGE 快速凝胶试剂盒	Absin
34	定量 PCR 试剂盒	Takara
35	反转录试剂盒	Takara
36	封口膜	Millipore
37	甘氨酸	Solarbio
38	化学发光显影液	Bio-Rad
39	活性氧检测试剂盒	碧云天
40	甲醇	科隆化学
41	结晶紫	碧云天
42	乙醇	川东化工
43	6 孔板	甄选
44	青霉素/链霉素	碧云天
45	琼脂糖	Millipore
46	胎牛血清(FBS)	Gibco
47	梯度降温盒	Thermo Fisher Scientific
48	脱脂棉球	海氏海诺

序号	试剂耗材名称	品牌
49	无蛋白快速封闭液（1×）	雅酶
50	无水乙醇	科隆化学
51	细胞培养瓶	甄选
52	细胞周期试剂盒	凯基生物
53	一抗二抗去除液	碧云天
54	胰酶（细胞消化液）	碧云天

表 2.3　部分抗体列表

序号	名　　称	品　　牌	批　　号	稀释倍数
1	Autophagy related 5(Atg 5)	Santa Cruz Biotechnology	12994T	1：1000
2	Bip	Cell Signaling Technology	3177	1：1000
3	BrdU 一抗	Abcam	ab6326	1：1000
4	caspase-3	Cell Signaling Technology	9611T	1：1000
5	CDK2	Cell Signaling Technology	2546T	1：1000
6	CDK4	Cell Signaling Technology	12790	1：1000
7	CHOP	Cell Signaling Technology	2895	1：1000
8	c-PARP	Cell Signaling Technology	5625T	1：1000
9	Cyclin D1	Cell Signaling Technology	55506	1：1000
10	Cyclin E1	Cell Signaling Technology	20808S	1：500
11	E-cadherin	Cell Signaling Technology	14472	1：1000
12	LC3B	Cell Signaling Technology	12741	1：1000
13	MAPK 家族采样试剂盒	Cell Signaling Technology	9926T	1：1000
14	N-cadherin	Abcepta	AP71171	1：1000
15	p62	Cell Signaling Technology	8025T	1：1000

续表

序号	名 称	品 牌	批 号	稀释倍数
16	PARP	Cell Signaling Technology	9542	1：1000
17	p-ERK	Cell Signaling Technology	4370T	1：1000
18	p-JNK	Cell Signaling Technology	4668T	1：1000
19	p-MLKL	Abways	CY7146	1：1000
20	p-p38	Cell Signaling Technology	4511T	1：1000
21	RIP1	Abways	CY6582	1：1000
22	vimentin	Cell Signaling Technology	5741T	1：1000
23	ZEB1	Abcepta	AM1878A	1：1000
24	β-actin	中杉金桥	TA-09	1：1000
25	山羊抗鼠 IgG 二抗	Thermo Fisher Scientific	A-11007	1：1000
26	山羊抗兔 IgG	碧云天	A0208	1：1000
27	山羊抗小鼠 IgG	碧云天	A0216	1：1000
28	fibronectin	Cell Signaling Technology	26836	1：1000

二、实验方法

（一）细胞培养和处理

用含有 10％FBS 的 DMEM 培养基培养肝癌细胞 MHCC97-L 和 HCCLM3（上海中乔新舟生物科技有限公司），将细胞放于 5％ CO_2、37 ℃ 细胞培养箱。野马追内酯 A（EA）购自成都曼思特生物科技有限公司，用二甲基亚砜（DMSO）溶解 EA。根据实验设计，以不同浓度（7 μM、14 μM 和 28 μM）（1 M＝1 mol/L）的 DMSO 处理肝癌细胞 MHCC97-L 和 HCCLM3 24 h、48 h 或 72 h。EA 处理之前，用以下抑制剂处理 MHCC97-L 和 HCCLM3 30 min：细胞凋亡抑制剂 Z-VAD-FMK（20 μM）、细胞坏死抑制剂 necrostatin-1（30 μM）、细胞自噬抑制剂 3-甲基腺嘌呤（3-MA；2 mM）、活性氧抑制剂 N-乙酰半胱氨酸（NAC；3 mM）和

ERK 抑制剂 PD98059(20 μM)。DMSO 处理组作为对照组,所有实验均独立进行,重复实验 3 次。

1. 细胞复苏

从液氮罐中迅速取出含有肝癌细胞 MHCC97-L 和 HCCLM3 的冻存管,放于 37 ℃恒温水浴锅中迅速融化,然后将含有人脐静脉内皮细胞的冻存液快速转移到含有 10 mL 10%FBS 的 DMEM 培养基中,800 r/min 离心 5 min。弃去上清液,用 4 mL 含有 10%FBS 的 DMEM 培养基重悬细胞沉淀,并将其转移到新的细胞培养瓶,放于 5% CO_2、37 ℃的细胞培养箱,12 h 后换液。

2. 细胞传代

取处于对数生长期的肝癌细胞,弃掉旧培养基,用无菌 PBS 缓冲溶液清洗 2～3 次,加入适量胰酶消化,在显微镜下观察消化程度。加入 2 mL 含 10%FBS 的 DMEM 培养基结束消化过程,吸取培养基并轻缓吹散细胞,并将其转移至离心管中离心,1000 r/min 离心 5 min。弃去上清液,加入新鲜培养基重悬细胞沉淀,按照比例分装至 25 cm^2 细胞培养瓶中。将传好代的细胞放入 5% CO_2、37 ℃的细胞培养箱中培养。

3. 细胞换液

显微镜观察细胞状态后,弃掉旧的培养基,加入 2 mL 无菌 PBS 缓冲溶液清洗 2～3 次,加入新鲜培养基,放入细胞培养箱中继续培养。

4. 细胞铺板

操作步骤同细胞传代,于离心重悬后将细胞悬液铺到不同规格的细胞培养板(6 孔板、24 孔板、96 孔板)内继续培养。

5. 细胞冻存

选取生长状态良好、细胞融合度大致为 90% 的细胞冻存。首先弃去培养基,用 1 mL 无菌 PBS 缓冲溶液轻轻清洗细胞,弃去 PBS 缓冲溶液,加入 1 mL 胰酶,待细胞逐渐分散变小变圆,将胰酶弃去,加入含有 10%FBS 的 DMEM 培养基,用一次性吸管吹散细胞,将细胞悬液转移到离心管中,800 r/min 离心 5 min。弃去上清液,用 1 mL 冻存液(DMSO、FBS 的比例为 1∶9)重悬细胞沉淀,并转移到冻存管。冻存管经历 4 ℃ 20 min,−20 ℃ 1.5 h,−80 ℃过夜逐渐降温冻存,最后将含有人脐静脉内皮细胞的冻存管转移到液氮罐中。

（二）显微镜观察

将肝癌细胞接种到 6 孔板中（每孔 4×10^3 个细胞），用 EA（7 μM、14 μM、28 μM）或 DMSO 处理细胞 48 h。在倒置显微镜下观察细胞，使用 Image-Pro Plus 7.0 软件分析细胞数量。细胞增殖率的计算方法如下：细胞增殖率＝实验组的平均细胞数/对照组的平均细胞数×100％。

（三）细胞计数试剂盒（CCK8）检测

细胞计数试剂盒（CCK8）被用来检测 EA 对 MHCC97-L 和 HCCLM3 细胞活力的影响。首先将细胞铺于 96 孔板中，密度为每孔 5×10^3 个细胞。然后在给药组中加入 EA 使其终浓度为 7 μM、14 μM 和 28 μM，放于 5％CO$_2$、37 ℃细胞培养箱培养 24 h、48 h 和 72 h。在每个孔中加入 CCK8 溶液（10 μL），将该细胞培养板放于 5％ CO$_2$、37 ℃细胞培养箱中继续培养 4 h，使用酶标分析仪测量 450 nm 处 OD 值。

（四）5-溴-2-脱氧尿苷（BrdU）染色

细胞增殖能力可通过 BrdU 染色来检测。将细胞播种在 24 孔板中（每孔 1×10^4 个细胞），用 DMSO 或 EA（28 μM）处理细胞，并放于 5％ CO$_2$、37 ℃细胞培养箱中培养 2 天。取出 24 孔板，直接向原有培养基中加入 BrdU 溶液，使其终浓度为 10 μg/mL，继续放于 5％ CO$_2$、37 ℃细胞培养箱中培养 40 min。取出 24 孔板，吸去培养基，每孔加入 200 μL 4％多聚甲醛，室温固定 15 min。倒掉 4％多聚甲醛，PBS 缓冲溶液洗 3 次，每次 5 min，每孔加入 200 μL 2 mol/L 的盐酸，37 ℃细胞培养箱放置 10 min。倒掉盐酸，PBS 缓冲溶液洗 3 次，每次 5 min，每孔加入 200 μL 0.1％ Triton X-100 溶液，室温放置 10 min。倒掉 0.1％ Triton X-100 溶液，PBS 缓冲溶液洗 3 次，每次 5 min，每孔加入 500 μL 10％山羊血清，室温下封闭 30 min。按 1：200 的比例稀释 BrdU 一抗，每孔加入 200 μL，4 ℃冰箱孵育过夜。第二天取出 24 孔板，回收 BrdU 一抗，PBS 缓冲溶液洗 3 次，每次 5 min。按 1：500 的比例稀释荧光二抗，每孔加入 200 μL，室温避光孵育 2 h。倒掉荧光二抗，PBS 缓冲溶液洗 3 次，每次 5 min，每孔加入 50 μL DAPI

溶液,室温避光孵育 30 min。倒掉 DAPI 溶液,用 PBS 缓冲溶液洗 3 次,每次 5 min。滴加抗荧光淬灭剂,用镊了小心取出玻片,置于载玻片上,封片。在荧光显微镜下观察玻片,每组随机选取 10 个 20 倍视野拍照,统计细胞总数及 BrdU 阳性细胞数,计算每组细胞的 BrdU 阳性率。使用 Photoshop CC 2018 软件对细胞进行计数。

(五)软琼脂克隆形成实验

1. 制备下层琼脂胶

将水浴锅温度设置为 42 ℃,把 2×DMEM 培养基和琼脂糖溶液放入水浴锅中预热。待升至设定温度后,取出 2×DMEM 培养基和琼脂糖溶液,各吸取 3.5 mL 加到 10 mL 无菌离心管中,迅速混匀。取 6 孔板,按每孔 1 mL 加入上述混合溶液,其中 3 个为对照组下层琼脂胶,另外 3 个为实验组下层琼脂胶,室温静置 15 min,等琼脂胶完全凝固(注意:吸取琼脂糖和培养基混合液时,动作要轻柔,避免产生气泡)。

2. 制备上层琼脂胶

取肝癌细胞,倒掉培养基,先用预热的 PBS 缓冲溶液洗 1 次,胰酶消化 1 min,900 r/min 离心 4 min,取出离心管倒掉上清液,收集细胞沉淀,加入 2 mL 培养基重悬细胞,计数。按一定体积加入培养基稀释细胞浓度,每孔加入 1000 个细胞。先吸取 1.5 mL 1.2% 琼脂糖溶液与 1.5 mL 2×DMEM 培养基并加到 10 mL 离心管中,迅速混匀,再加入 3 mL 已稀释好的细胞悬液,迅速混匀,最后将混合液按每孔 1.5 mL 加到 6 孔板里,即为上层琼脂胶,操作过程中避免产生气泡。按照同样的方法制备对照组的上层琼脂胶,室温静置 10 min,待上层琼脂胶完全凝固后,在 6 孔板的间隙加入适量 PBS 缓冲溶液以防止 6 孔板中的琼脂胶过于干燥。将 6 孔板置于显微镜下观察细胞状态,可以看到单个细胞悬浮于琼脂胶中,置于 5% CO_2、37 ℃ 细胞培养箱中培养。

3. 单克隆形成

培养 15～20 天,在显微镜下可以观察到细胞的单克隆形成。每孔加入 200 μL MTT 溶液,置于 5% CO_2、37 ℃ 细胞培养箱反应 30 min,等单克隆完全着色后,将 6 孔板置于扫描仪上扫描成像。

（六）伤口愈合实验

将肝癌细胞播种在 6 孔板中，培养至细胞融合度接近 90%。用 200 μL 的无菌枪头划伤细胞，形成一个线性伤口，加入 EA 工作液使其终浓度为 7 μM、14 μM、28 μM 或加入等体积的 DMSO。在 6 h、24 h 和 48 h 分别观察细胞在伤口处的迁移情况并拍照。在倒置显微镜下观察细胞，使用 Image-Pro Plus 7.0 软件分析细胞迁移情况。伤口愈合率的计算方法如下：伤口愈合率＝（0 h 的划痕宽度－6 h 或 24 h 或 48 h 的划痕宽度）/0 h 的划痕宽度×100%。

（七）Transwell 细胞迁移实验

使用 Transwell 小室（孔径为 8 μm）测量 EA 对肝癌细胞迁移能力的影响。具体方法如下：首先向板内 4 个孔加入 650 μL 的 20% DMEM 培养基，向 Transwell 小室内加入 100 μL 的 0.2% DMEM 培养基。消化肝癌细胞，终止消化后离心弃去培养基，用含 0.2% FBS 血清的培养基重悬，调整细胞密度至每毫升 5×10^5 个。然后取 4 mL 分别加到 4 个 1.5 mL 的 EP 管中，按照实验计划加药（终浓度为 7 μM、14 μM、28 μM EA、DMSO），混匀。取加药后的细胞悬液 200 μL 加入 Transwell 小室。细胞悬液加入膜中央，尽量保证液面水平。种板，将 Transwell 小室放进孔板，放入细胞培养箱培养。染色计数，取出 Transwell 小室，弃去孔中培养液，用无菌的 PBS 缓冲溶液洗 2 次，4% 多聚甲醛固定 2 min 后，用无菌的 PBS 缓冲溶液冲洗。加入甲醛 1000 μL，固定 20 min，取出后用无菌的 PBS 缓冲溶液清洗 2 次，倒置，风干。加入 800 μL 0.1% 结晶紫溶液染色 15 min（避光、室温），用无菌的 PBS 缓冲溶液清洗 2 次后，用棉签轻轻擦掉上层未迁移细胞，风干。在 10 倍显微镜下随机取 5 个视野观察细胞，并使用 Image-Pro Plus 7.0 软件计数。细胞迁移率的计算方法如下：细胞迁移率＝实验组的平均迁移细胞数/对照组的平均迁移细胞数×100%。

（八）免疫印迹（Western blot）分析

1. 总蛋白提取

（1）在细胞培养箱中取出经 EA（7 μM、14 μM 和 28 μM）处理 24 h 或 48 h

的细胞,倒掉培养基,用预冷的 PBS 缓冲溶液洗 2 次后,加入 5 mL PBS 缓冲溶液到培养皿中,用细胞刮刀将贴壁细胞刮下,吸到离心管中,3000 r/min,4 ℃离心 5 min。

（2）取出离心管,倒掉上清液,加入 1 mL 预冷的 PBS 缓冲溶液重悬细胞,并转到 1.5 mL 离心管中,3000 r/min,4 ℃离心 5 min。

（3）倒掉上清液后再用移液器吸净上清液,提取蛋白或于－80 ℃保存。

（4）加入含有蛋白酶和磷酸酶抑制剂的 RIPA 裂解液,在冰上进行裂解,用移液器反复吹打细胞,冰盒中放置 30 min,使其充分裂解。

（5）12000 r/min,4 ℃离心 10 min,小心吸取上清液并转移至另一新的离心管中,切勿吸到沉淀。

（6）将购买的商业化蛋白标准品(浓度为 25 mg/mL)稀释至 0.5 mg/mL,根据样品的数量,将 BCA 试剂 A 与试剂 B 按 50∶1 比例配制工作液,充分混合,避光备用。

（7）取一个 96 孔板标记好相应的标准品浓度,依次加入蛋白标准品 0 μL、1 μL、2 μL、4 μL、8 μL、12 μL、16 μL、20 μL,继续向每孔加入 PBS 缓冲溶液补到 20 μL。

（8）每个蛋白样品设置 5 个平行重复,吸取 1 μL 样品加入 96 孔板,然后加入 200 μL 配好的 BCA 工作液,放入 37 ℃细胞培养箱孵育 30 min。

（9）放入酶标分析仪,设置 560 nm 吸收波长测定吸光度。绘制蛋白标准品的浓度曲线,计算蛋白样品的浓度。

2. SDS-PAGE 电泳

（1）按每个蛋白上样 50 μg 计算所需体积,取蛋白上清液加入 1.5 mL 离心管中,每管加入相应体积的 5×上样缓冲液,充分混匀。

（2）将离心管放入浮漂置于水浴锅中,100 ℃煮 10 min,12000 r/min 离心 5 min。

（3）用自来水洗净玻璃板、样品梳、垫片和电泳槽,再用双蒸水冲洗后晾干,组装好玻璃板,根据蛋白大小按试剂配方配制分离胶。

（4）将分离胶倒入玻璃板之间,立即覆盖一层异丙醇,室温放置 30 min,等分离胶凝固后,倒出异丙醇,双蒸水冲洗后用滤纸吸干残留水分。

（5）配制 5% 浓缩胶，混匀后倒入玻璃板之间，插上样品梳，室温放置 20 min。

（6）取下玻璃板，组装好电泳系统，放入电泳槽，加入电泳缓冲液，拔出样品梳，将准备好的蛋白样品、彩色预染 Marker 和 Western blot Marker 点到胶孔中。

（7）设置电压 70 V 开始程序，等到蛋白样品进入分离胶后，将电压调为 110 V，样品跑到分离胶底部时，即可关闭程序，整个过程大约需要 2 h。

3. 转膜

（1）配制转膜液，提前放入 4 ℃预冷备用，按蛋白样品数量剪好 PVDF 膜，先放入甲醇浸泡 2 min，然后放入双蒸水清洗，最后将滤纸和 PVDF 膜放到之前预冷的转膜液中。

（2）将转膜夹放在托盘中，黑色面向下，依次放上滤纸—胶—膜—滤纸，放置膜和滤纸的过程中，海绵和滤纸必须完全浸入转膜液中，用玻璃棒赶走滤纸和膜上的气泡，合上转膜夹。

（3）将转膜夹放到转膜槽中，加入预冷的转膜液，放入冰块将液面补至刻度线，连接装置，设置 300 mA 恒流，启动程序，按蛋白大小选择结束时间。

4. 抗体杂交及免疫显色

（1）待转膜完成后，取出转膜夹，将 PVDF 膜放于 5% 的脱脂奶粉中室温封闭 1 h。如果所跑蛋白为磷酸化蛋白，则要使用 5% 的 BSA 封闭。

（2）封闭完成后，倒掉封闭液，加入 TBST 缓冲溶液洗 3 次，每次 5 min。按所需蛋白的大小将 PVDF 膜切开，放入抗体孵育盒中标记好标签。加入 3～4 mL 相应的一抗（稀释比例按说明书配制），保证完全覆盖膜，置于 4 ℃冰箱中孵育过夜。

（3）回收一抗，稀释好的一抗于 4 ℃保存，TBST 缓冲溶液洗 5 次，每次 5 min。

（4）加入 4 mL 相应种属的辣根过氧化物酶二抗（1∶10000 稀释），室温孵育 2 h。

（5）倒掉二抗，TBST 缓冲溶液洗 5 次，每次 5 min。

（6）配制 ECL 显色液，将保鲜膜铺在显色板上，用镊子将 PVDF 膜放到保鲜膜上,用滤纸吸干 TBST 缓冲溶液,均匀滴加 ECL 显色液反应 1 min。

（7）将已准备好的膜转放到仪器上曝光(蛋白条带的综合光密度值由 Bio-Rad Image Lab 软件测定,β-肌动蛋白(β-actin)被用作内参)。

（九）细胞周期分析

细胞周期(cell cycle)是指连续分裂细胞从一次有丝分裂结束到下一次有丝分裂结束所经历的整个过程。在这个过程中,细胞遗传物质复制并加倍,且在分裂结束时平均分配到两个子细胞中去。细胞周期又可以分为间期和分裂期(M),间期又常划分为休眠期(G0)、DNA 合成前期(G1)、DNA 合成期(S)、DNA 合成后期(G2),可表示为 G1→S→G2→M。DNA 周期检测可用来反映细胞周期的状况,即细胞增殖状况。细胞内 DNA 具有能够和荧光染料(如碘化丙啶(PI))结合的特性,各个时期的细胞所含 DNA 含量不同,从而结合的荧光染料也不同,流式细胞仪检测的荧光强度也不一样,可以此为依据进行分析。

（1）实验分组:EA 处理组(终浓度为 14 μM 和 28 μM),同时设立对照组(DMSO),EA 处理 48 h 后收集细胞;根据样本数量,计算所需要的染色工作液体积,每样本需用 500 μL 染色工作液孵育;临用前将 RNase A 和 PI 工作液按 1∶9 体积配制成染色工作液。

（2）用 PBS 缓冲溶液洗涤细胞 1 次(2000 r/min 离心 5 min),收集并调整细胞浓度为 $1×10^6$/mL,取 1 mL 单细胞悬液。

（3）制备的单细胞悬液离心后,去除上清液,在细胞中加入体积分数为 70% 的冷乙醇 500 μL 固定(2 h 至过夜),4 ℃保存,染色前用 PBS 缓冲溶液洗去固定液。

（4）1000 r/min,离心 3 min。

（5）加入提前配制好的 500 μL PI/RNase A 工作液,室温避光 30～60 min。

（6）流式细胞仪检测,记录激发波长 488 nm 处红色荧光,最后使用 ModFit LT 3.0 软件对每个周期的细胞百分比进行评估。

（十）细胞凋亡的分析

细胞发生凋亡时,由于胞质和染色质浓缩、核裂解,产生凋亡小体,细胞的光散射性质发生变化。在细胞凋亡的早期,细胞对前向角光散射的能力显著降低,对 90°角光散射的能力增加或没有变化。在细胞凋亡的晚期,前向角光和 90°角光散射的信号均降低。因此可通过流式细胞仪测定细胞光散射的变化来观察凋亡细胞。用 PI 对细胞进行染色,凋亡细胞由于总 DNA 量降低,于正常 G0/G1 细胞群前出现 DNA 低染细胞群,即 G1 峰前出现亚二倍体峰(sub-G1),即细胞凋亡群。

(1)肝癌细胞用 EA(终浓度为 7 μM、14 μM 和 28 μM)或 DMSO 处理,在细胞培养箱中培养 48 h,然后收集细胞。吸取细胞培养液至离心管内,PBS 缓冲溶液洗涤贴壁细胞 1 次,加入适量胰酶(细胞消化液)消化细胞。

(2)将收集的细胞培养液稍混匀,转移到离心管内,1000 g 离心 5 min,弃去上清液,收集细胞,用 PBS 缓冲溶液轻轻重悬细胞并计数。

(3)取 1 mL 重悬的细胞,1000 g 离心 5 min,弃去上清液,加入 195 μL 结合缓冲液轻轻重悬细胞。

(4)加入 5 μL Annexin V-FITC,轻轻混匀;加入 10 μL PI 染色液,轻轻混匀,室温避光孵育 10～20 min。

(5)上述操作结束后立即进行流式细胞仪检测,最后用 CytExpert 2.0 软件测定肝癌细胞的细胞凋亡率。

(十一)透射电子显微镜观察

在 EA(28 μM)和 DMSO 处理后,肝癌细胞已培养了 48 h。将密度为 1×10^6/mL 的细胞用胰酶消化,收集到 1.5 mL EP 管中,在室温下以 1000 g 离心 5 min。收集上清液,用 1 mL 2.5%戊二醛固定液在 4 ℃下固定过夜,后续实验工作委托北京中科百测技术服务有限公司开展。按下列步骤处理样品:倒出固定液,用 0.1 M,pH 7.0 的 PBS 缓冲溶液漂洗样品 3 次,每次 15 min,用 1%锇酸溶液固定样品 1～2 h,小心取出锇酸废液,用 0.1 M,pH 7.0 的 PBS 缓冲溶液漂洗样品 3 次,每次 15 min,用梯度浓度(包括 30%、50%、70%、80%、90%和 95%六种浓度)的乙醇溶液对样品进行脱水处理,每种浓度处理 15 min,再用 100%的乙醇溶液处理 20 min,最后用纯丙酮处理 20 min,用包埋剂与丙酮的混合液(体积比为 1:1)处理样品 1 h,用包埋剂与丙酮的混合液(体积比为 3:1)处理样品 3 h,用纯包埋剂处理样品过夜;将经过渗透处理的样品包埋起来,70 ℃加热过夜,即得到包埋好的样品。样品在 Leica EM UC7 超薄切片机中切片,获得 70～90 nm 的切片,切片分别经柠檬酸铅染液和醋酸双氧铀染液染色 5 min 后晾干即可上镜观察。

(十二) ROS 检测分析

活性氧检测试剂盒(reactive oxygen species assay kit,也称 ROS Assay Kit)是一种利用荧光探针 DCFH-DA 进行活性氧检测的试剂盒。DCFH-DA 本身没有荧光,可以自由穿过细胞膜,进入细胞内后,可以被细胞内的酯酶水解生成 DCFH。而 DCFH 不能通过细胞膜,从而很容易将探针装载到细胞内。细胞内的活性氧(ROS)可以氧化无荧光的 DCFH 生成有荧光的 DCF。检测 DCF 的荧光就可以知道细胞内活性氧的水平。

肝癌细胞经过 EA(终浓度为 14 μM 和 28 μM)或 DMSO 处理 48 h。按照 1:1000 用无血清培养基稀释 DCFH-DA,使终浓度为 10 μmol/L。细胞收集后悬浮于稀释好的 DCFH-DA 中,细胞浓度为(1×10^4～2×10^7)/mL,在 37 ℃细胞培养箱内孵育 20 min。每隔 3～5 min 颠倒混匀一下,使探针和细胞充分接触。用无血清培养基洗涤细胞 3 次,以充分去除未进入细胞内的 DCFH-DA。用活性氧阳性对照药物刺激细胞,通常活性氧阳性对照药物刺激细胞 20～30 min 可以显著提高活性氧水平。先用流式细胞仪进行分析,最后用 CytExpert 2.0 软件分析肝癌细胞中的活性氧含量。

(十三) 有参转录组测序

HCCLM3 在 5% CO_2、37 ℃细胞培养箱中培养,待细胞融合度达到 90%,用 DMSO 和 EA(终浓度为 14 μM 和 28 μM)处理 48 h 后收集细胞。使用 TRNzol 通用总 RNA 提取试剂盒(DP424)进行总 RNA 分离。RNA 样品委托上海派森诺生物科技股份有限公司进行有参转录组测序和分析。

总 RNA 质量检测:浓度及纯度通过 NanoDrop2000 分光光度计(Thermo

Fisher Scientific)检测,完整性利用 2100 生物分析仪(Agilent)、安捷伦 RNA 6000 纳克试剂盒(部件号 5067-1511,Agilent)检测。

文库构建与质检:选择总量≥1 μg 的总 RNA,使用 NEBNext Ultra Ⅱ RNA 链特异性文库制备盒,通过 Oligo(dT)磁珠富集带有 polyA 尾的 mRNA,随后通过离子打断的方式使用二价阳离子将 mRNA 随机打断。以片段化的 mRNA 为模板,随机寡核苷酸为引物,合成 cDNA。对双链 cDNA 进行纯化,之后进行双末端修复及 3′端引入"A"碱基并连接测序接头。用 AMPure XP 磁珠筛选 400～500 bp 的 cDNA,进行 PCR 扩增并再次使用 AMPure XP 磁珠纯化 PCR 产物,最终获得文库。使用 2100 生物分析仪(Agilent)和高灵敏度 DNA 试剂盒(Agilent)进行文库质量检测。利用 PicoGreen dsDNA 定量检测试剂盒检测文库总浓度,qPCR 定量检测有效文库浓度(StepOnePlus 实时荧光定量 PCR 系统,Thermo Fisher Scientific)。多样品 DNA 文库(multiplexed DNA libraries)均一化后等体积混合。将混合好的文库逐步稀释定量后在 Illumina 测序仪上进行 PE150 模式测序。

(十四)裸鼠皮下成瘤实验

雌性裸鼠(BALB/c;体重 18～20 g;年龄 4 周)从 Cavensbiogle 购买,并被安置在一个特定的无病原体房间。房间保持恒定的温度(20～26 ℃)、湿度(40%～70%),12 h 的光照/黑暗周期。小鼠能自由获取食物和水。将 MHCC97-L 和 HCCLM3(每 1×10^6 个细胞需用 200 μL PBS 缓冲溶液)皮下注射到裸鼠体内,然后给小鼠腹腔注射 EA(30 mg/kg 或 60 mg/kg)和生理盐水(对照组),每天 1 次,持续 3 周。监测小鼠的体重,并测量肿瘤大小以计算肿瘤体积,计算方法如下:体积=$4\pi/3\times R^3$,其中 $R=L+W/2$;R 指的是肿瘤的半径,L 指的是肿瘤块的最长直径,W 指的是垂直于最长直径的最长横径。第 12 天到第 26 天计算体积(每 2 天 1 次)。在第 26 天用 CO_2 对小鼠进行安乐死(每分钟用 CO_2 置换安乐死室 30% 容积的气体),随后对肿瘤进行切除和称重(MHCC97-L 组最大肿瘤体积为 810.41 mm^3,HCCLM3 组的最大肿瘤体积为 960.66 mm^3)。

（十五）统计学分析

使用 GraphPad Prism 软件分析数据，数据以平均值±SD 表示。所有的实验都至少重复 3 次。两组的比较采用非配对的双尾 t 检验。单向方差分析和 Tukey 检验被用来评估和比较多组之间的平均差异。$P<0.05$ 被认为存在有统计学意义的差异。

三、实验结果

（一）EA 抑制肝癌细胞增殖

肝癌病程发展迅速，死亡率高。因此，开发有效抑制肝癌细胞生长的靶向药物具有重要意义。本研究中使用的 EA 的药物浓度主要是根据野马追提取物既往相关研究报道和我们前期的基础研究。EA 处理肝癌细胞 MHCC97-L 和 HCCLM3 的 IC_{50} 见图 S2B。当 EA 的浓度为 10 μM 时，EA 即可对肝癌细胞起到明显的抑制作用，因此，本研究中选择 3 个 EA 处理浓度。在本研究中，用不同浓度的 EA（7 μM、14 μM 和 28 μM）处理 MHCC97-L 和 HCCLM3 48 h，研究 EA 对肝癌细胞增殖作用的影响。DMSO 处理组为阴性对照组。通过显微镜观察、CCK8 检测、BrdU 染色和软琼脂克隆形成实验来检查 EA 对肝癌细胞活力的影响。显微镜观察结果显示，EA 可以剂量依赖的方式显著改变细胞的形态和细胞的数量（图 2.1A）。EA 处理后，可观察到肝癌细胞数量显著减少、细胞萎缩、细胞分散生长和多形性的细胞形态。对细胞进行拍照并统计每张照片细胞的数量，通过统计分析以获得相应的细胞增殖率。对比 DMSO 阴性对照组，EA 处理后肝癌细胞细胞增殖率显著降低（图 2.1B）。同时，CCK8 检测时，与 DMSO 对照组相比，用 EA 处理的两种细胞在 24 h、48 h 和 72 h 后的细胞活力明显下降（图 2.1C）。用 EA 处理的肝癌细胞 DNA 合成也显著减少（图 2.1D 和 E）。软琼脂克隆形成实验进一步验证，与 DMSO 对照组相比，EA 处理（28 μM，48 h）后的细胞克隆形成能力显著降低（图 2.1F 和 G）。这些结果表明，EA 明显地抑制了人肝癌细胞的增殖能力。

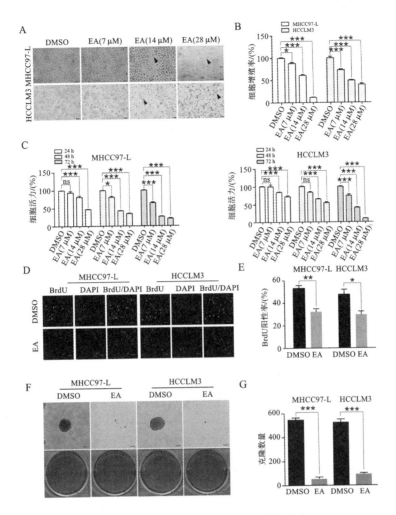

图 2.1　EA 对肝癌细胞增殖的影响

A. EA 处理 48 h 后，MHCC97-L 和 HCCLM3 的细胞形态变化，箭头表示形态改变的细胞。

B. EA 处理 48 h 后，MHCC97-L 和 HCCLM3 的细胞增殖率变化。$n=5$。

C. EA 处理 24 h、48 h 或 72 h 后，MHCC97-L 和 HCCLM3 的细胞活力变化。在每个时间点，DMSO 组均作为对照组，$n=6$。

D. EA 处理 48 h 后，MHCC97-L 和 HCCLM3 的 BrdU 阳性图。

E. 对 D 中 BrdU 阳性的 MHCC97-L 和 HCCLM3 进行量化。

F. EA 对 MHCC97-L 和 HCCLM3 的克隆形成能力的影响。

G. 对 F 中的单克隆进行量化。$n=3$。

所有数据均以平均值±SD 表示。*代表 $P<0.05$，**代表 $P<0.01$，***代表 $P<0.001$。

（二）EA 抑制肝癌细胞的迁移

手术切除仍然是临床上治疗肝癌的主要方法,这种方法可显著降低肝癌患者的死亡率;然而,术后复发率仍然很高(＞70％)。因此,探究药物对肝癌细胞迁移能力的影响具有重要的意义。本研究通过伤口愈合实验检测 EA 对肝癌细胞迁移能力的影响。值得注意的是,与 DMSO 对照组相比,EA 处理细胞 24 h 和 48 h 后,细胞迁移能力显著降低(图 2.2A 和 B)。Transwell 细胞迁移实验的结果与伤口愈合实验的结果相似(图 2.2C 和 D)。E-cadherin、vimentin、N-cadherin、fibronectin 和 ZEB1 是上皮细胞-间充质转化(EMT)的主要标志物,它们在肿瘤细胞迁移过程中起着关键作用。在本研究中,E-cadherin、N-cadherin、fibronectin 和 ZEB1 明显上调,而 vimentin 则在 EA 处理后以剂量依赖的方式明显下调(图 2.2E 和 F,图 S1A 和 B)。这些结果表明,EA 能逆转肝癌细胞的 EMT 过程,从而显著抑制肝癌细胞迁移。

（三）EA 阻滞细胞周期的 G1 期

肿瘤细胞的增殖是由细胞周期的进展决定的。抗肿瘤药物可分为细胞周期特异性和非特异性药物。在本研究中,使用流式细胞仪检测 EA 对细胞周期的影响。与对照组细胞相比,用 EA(终浓度为 14 μM 和 28 μM)处理细胞 48 h 后,处于 G1 期的 MHCC97-L 和 HCCLM3 的百分比明显增加(图 2.3A 和 B)。同时,用 EA(终浓度为 14 μM 和 28 μM)处理后,CDK2、CDK4、Cyclin E1 和 Cyclin D1 的表达水平显著下降,这些蛋白均为 G1 期细胞周期关键调节因子(图 2.3C 和 D,图 S1C 和 D)。以上结果显示,EA 可能通过影响细胞周期调节相关蛋白表达,阻滞细胞周期的 G1 期。

（四）EA 不影响细胞凋亡和细胞坏死

细胞凋亡和细胞坏死是经典的细胞死亡机制,许多抗肿瘤药物通过诱导细胞凋亡或细胞坏死发挥其抗肿瘤作用。因此,本研究利用 Western blot 检测 EA(终浓度为 7 μM、14 μM 和 28 μM)处理肝癌细胞 48 h 后细胞凋亡和细胞坏

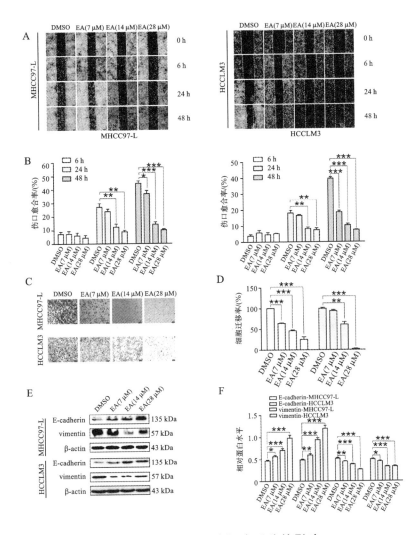

图 2.2　EA 对肝癌细胞迁移的影响

A、B. 通过伤口愈合实验分析 EA 对 MHCC97-L 和 HCCLM3 迁移能力的影响。

C、D. 通过 Transwell 细胞迁移实验分析 EA 对 MHCC97-L 和 HCCLM3 迁移能力的影响。$n=5$。

E、F. 通过 Western blot 分析 EA 处理 MHCC97-L 和 HCCLM3 48 h 对 EMT 相关蛋白的表达水平的影响。β-actin 作为内参。

所有数据均以平均值±SD 表示。*代表 $P<0.05$，**代表 $P<0.01$，***代表 $P<0.001$。

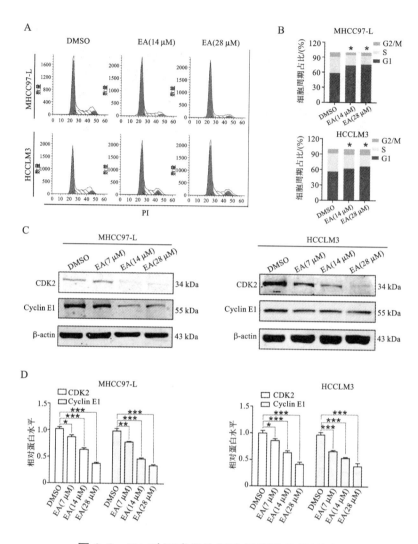

图 2.3 EA 对肝癌细胞细胞周期进程的影响

A. 通过流式细胞仪分析 EA 对 MHCC97-L 和 HCCLM3 细胞周期的影响。

B. 在 MHCC97-L 和 HCCLM3 中，对照组和 EA 处理组细胞周期各阶段的百分比，$n=5$。

C、D. 通过 Western blot 分析 EA 处理 MHCC97-L 和 HCCLM3 48 h 对细胞周期相关蛋白的表达水平的影响。β-actin 作为内参。

所有数据均以平均值±SD 表示。*代表 $P<0.05$，**代表 $P<0.01$，***代表 $P<0.001$。EA，野马追内酯 A。

死相关蛋白的表达水平,来研究 EA 是否能引起细胞凋亡和细胞坏死。EA 处理不影响 PARP 和 caspase-3 的蛋白表达水平,PARP 和 caspase-3 是细胞凋亡重要的相关蛋白。EA 处理也不影响 RIP1 和 p-MLKL 的蛋白表达,RIP1 和 MLKL 是细胞坏死相关蛋白(图 2.4A 和 B)。使用流式细胞仪开展 Annexin V-FITC/PI 细胞凋亡检测,进一步结果显示,EA 不能诱导肝癌细胞早期或晚期的细胞凋亡(图 2.4C 和 D)。此外,用 Z-VAD-FMK 或 necrostatin-1 预处理并不能逆转 EA 诱导的细胞活力下降(图 2.4E)。这些结果表明,EA 抑制肝癌细胞活力下降可能与细胞凋亡和细胞坏死机制无关。

(五) EA 诱导肝癌细胞的自噬和 ROS 激活

自噬是一种经典的程序性细胞死亡方式,据文献报道自噬通过影响自噬相关蛋白参与癌细胞的功能调控。本项目预探究 EA 是否通过诱导自噬而发挥抗肝癌的作用。研究结果显示,与 DMSO 对照组相比,EA 处理增加了自噬相关蛋白 LC3B Ⅱ/Ⅰ 和 Atg5 的表达,但降低了 p62 蛋白的表达(图 2.5A~F)。LC3B Ⅱ/Ⅰ、Atg5 和 p62 均为经典的自噬相关蛋白。用 EA(终浓度为 28 μM)处理后可见自噬体形成(自噬体是含有细胞质成分的两层结构)(图 2.5G)。据文献报道活性氧(ROS)可参与癌细胞的自噬。同时,过高的 ROS 水平可以通过氧化损伤诱导细胞死亡。在本研究中,与 DMSO 对照组相比,EA 可显著增加肝癌细胞 ROS 水平(图 2.5H 和 I)。用自噬抑制剂 3-甲基腺嘌呤(3-MA)和 ROS 抑制剂 N-乙酰半胱氨酸(NAC)预处理后,可有效地逆转 EA 诱导的细胞活力和迁移能力的下降(图 2.5J 和 K)。这些结果表明,自噬和 ROS 激活可能参与 EA 抑制肝癌细胞增殖和迁移过程。

(六) EA 可影响肝癌细胞 ERK/MAPK 信号通路

丝裂原活化蛋白激酶(MAPK)信号通路的异常激活与肝癌的发生、发展和转移密切相关。在本研究中,为了探究 EA 诱导肝癌细胞死亡和迁移的机制,我们进行了有参转录组测序,研究结果发现:与对照组相比,EA 处理后肝癌细胞基因表达水平有明显改变(图 2.6A)。根据差异表达基因的 KEGG 富集分析结果,选出 P 值最小或富集程度最明显的前 10 条信号通路(图 2.6B)。本研究聚

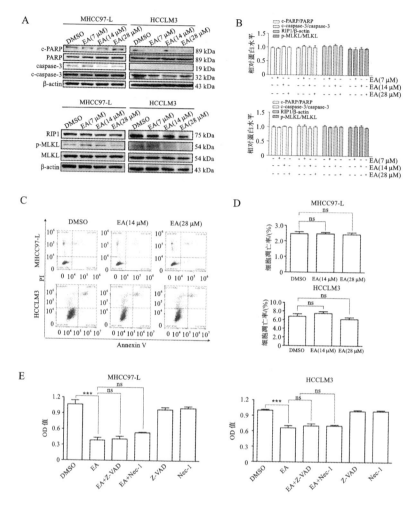

图2.4　EA 对肝癌细胞的细胞凋亡和细胞坏死的影响

A、B. Western blot 分析 EA 处理 MHCC97-L 和 HCCLM3 48 h 后细胞凋亡和细胞坏死相关蛋白的表达水平。β-actin 作为内参。

C、D. 使用流式细胞仪分析 EA 对 MHCC97-L 和 HCCLM3 细胞凋亡的影响。

E. CCK8 检测 Z-VAD-FMK 或 necrostatin-1 预处理对 MHCC97-L 和 HCCLM3 细胞活力的影响。

所有数据均以平均值±SD 表示。***代表 $P<0.001$。EA,野马追内酯 A；c-,剪切化的;p-,磷酸化的。Z-VAD,Z-VAD-FMK。Nec-1,necrostatin-1。

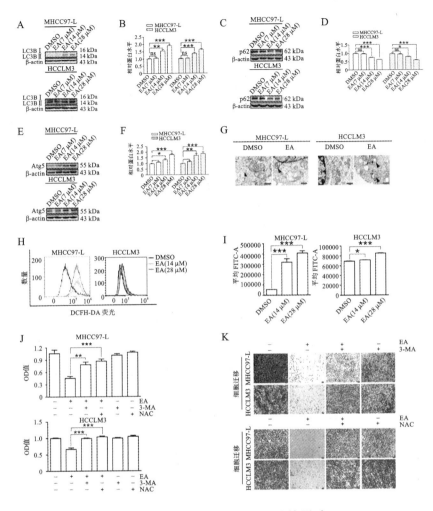

图 2.5　EA 对肝癌细胞自噬的影响

A～F. 通过 Western blot 分析 EA 处理 MHCC97-L 和 HCCLM3 48 h 对自噬相关蛋白表达水平的影响。β-actin 作为内参。

G. 在 EA 处理 48 h 后,MHCC97-L 和 HCCLM3 的透射电子显微镜结果,箭头表示自噬体。

H、I. EA 处理 48 h 后,通过流式细胞仪检测 MHCC97-L 和 HCCLM3 ROS 水平。$n=6$。

J. 通过 CCK8 检测分析 ROS 抑制剂或自噬抑制剂预处理对 MHCC97-L 和 HCCLM3 细胞活力的影响。$n=6$。

K. 通过 Transwell 细胞迁移实验检测 ROS 抑制剂或自噬抑制剂对 MHCC97-L 和 HCCLM3 迁移能力的影响。

所有数据均以平均值±SD 表示。*代表 $P<0.05$,**代表 $P<0.01$,***代表 $P<0.001$。EA,野马追内酯 A;Atg5,自噬相关蛋白 5;3-MA,3-甲基腺嘌呤;NAC,N-乙酰半胱氨酸。

焦 MAPK 信号通路,利用 Western blot 进一步验证了有参转录组测序结果。我们发现与 DMSO 对照组相比,EA 显著上调了 MHCC97-L 和 HCCLM3 的 p-ERK 表达,但不影响 p-p38 和 p-JNK 表达(图 2.6C 和图 S2A)。此外,EA 诱导的细胞活力和迁移能力下降可以被细胞外调节蛋白激酶(ERK)抑制剂(PD98059)所逆转(图 2.6D～F)。这些结果表明,ERK/MAPK 信号通路参与了 EA 诱导的细胞死亡和迁移。

(七) EA 通过 ROS/ERK 信号通路诱导自噬

使用 ROS 抑制剂(NAC)和 ERK 抑制剂(PD98059),利用 Western blot 研究 ROS 和 ERK 在 EA 诱导自噬过程中的作用。在 MHCC97-L 和 HCCLM3 中,用 NAC 预处理可显著逆转 EA 诱导的 p-ERK 和 LC3B Ⅱ/Ⅰ的激活,表明 ROS 能诱导自噬(图 2.7 A～D)。值得注意的是,ERK 抑制剂(PD98059)可逆转 EA 诱导的 MHCC97-L 和 HCCLM3 p-ERK 和 LC3B Ⅱ/Ⅰ的表达水平的增加(图2.7E～H)。以上实验结果表明,EA 可通过激活 ROS 的产生和 ERK 信号通路诱导自噬。

(八) EA 对肝癌细胞皮下肿瘤的影响

为了研究 EA 对肝癌细胞体内成瘤能力的影响,我们建立了裸鼠皮下成瘤实验模型。每只裸鼠皮下注射 1×10^6 个细胞,然后每天给小鼠腹腔注射 EA(30 mg/kg或 60 mg/kg)或 DMSO(对照组),持续 21 天,在停止药物处理后评估肿瘤的生长情况。与对照组的小鼠相比,用 EA 处理的小鼠肿瘤体积和重量显著减小(图 2.8)。以上实验结果表明,EA 可显著地抑制肝癌细胞的体内成瘤能力。

四、结论

本项目探究了 EA 对肝癌细胞增殖和迁移的影响。我们选择 MHCC97-L 和 HCCLM3 两种细胞进行体外研究,主要原因是 MHCC97-L 是一种具有低迁移潜力的肝癌细胞,而 HCCLM3 是一种具有高迁移潜力的肝癌细胞。此外,MHCC97-L 和 HCCLM3 已用于许多抗肝癌药物的研究中。

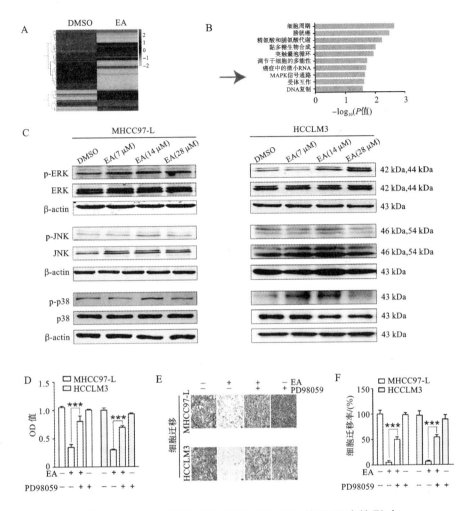

图 2.6 EA 对肝癌细胞 ERK/MAPK 信号通路的影响

A. 热图显示 EA(终浓度为 28 μM)处理 HCCLM3 48 h 后不同基因表达差异情况。

B. 富集的前 10 条信号通路。箭头表示 MAPK 信号通路。

C. 通过 Western blot 分析 MAPK 信号通路相关蛋白在 EA 处理 MHCC97-L 和 HCCLM3 48 h 后的表达水平。β-actin 作为内参。

D. 通过 CCK8 检测分析 PD98059 预处理对 EA 抑制 MHCC97-L 和 HCCLM3 细胞活力的影响。

E、F. 通过 Transwell 细胞迁移实验分析 PD98059 预处理对 EA 抑制 MHCC97-L 和 HCCLM3 迁移能力的影响。

所有数据均以平均值±SD 表示。***代表 $P<0.001$。EA,野马追内酯 A;p-,磷酸化。

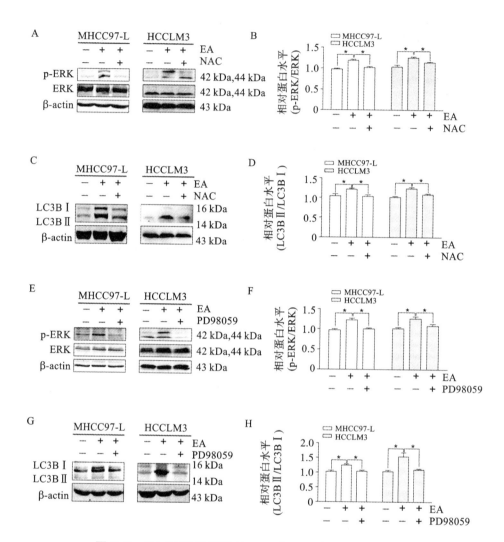

图 2.7 EA 对肝癌细胞的 ROS/ERK 信号通路的影响

A~D. 通过 Western blot 分析 ROS 抑制剂（NAC）预处理对 EA 孵育 MHCC97-L 和
HCCLM3 48 h 后 p-ERK 和 LC3BⅡ/Ⅰ表达水平的影响。β-actin 作为内参。

E~H. 通过 Western blot 分析 ERK 抑制剂（PD98059）预处理对 EA 孵育 MHCC97-L 和
HCCLM3 细胞 48 h 后 p-ERK 和 LC3BⅡ/Ⅰ表达水平的影响。β-actin 作为内参。

所有数据均以平均值±SD 表示。*代表 $P<0.05$。EA，野马追内酯 A；NAC，N-乙酰半胱
氨酸；p-，磷酸化。

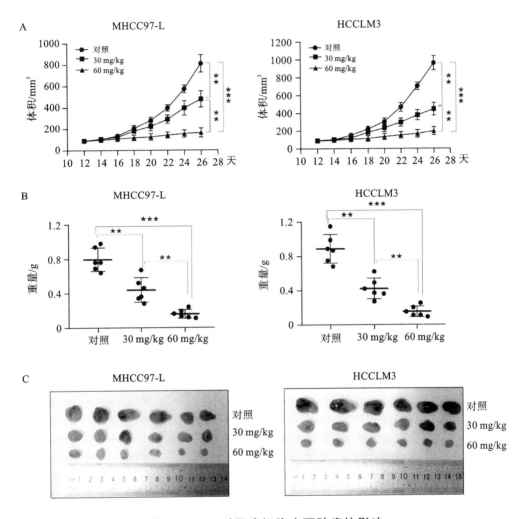

图 2.8 EA 对肝癌细胞皮下肿瘤的影响

A. EA 对 MHCC97-L 和 HCCLM3 皮下肿瘤体积的影响,$n=6$。

B. EA 对 MHCC97-L 和 HCCLM3 皮下肿瘤重量的影响,$n=6$。

C. MHCC97-L 和 HCCLM3 皮下肿瘤的图像。

所有数据均以平均值±SD 表示。**代表 $P<0.01$,***代表 $P<0.001$。EA,野马追内酯 A。

补充数据：

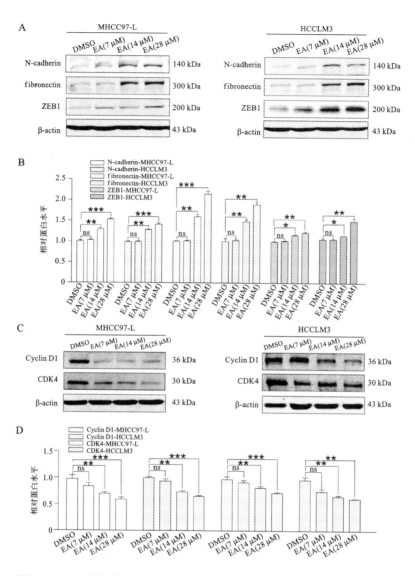

图 S1　EA 对肝癌细胞迁移及细胞周期相关蛋白表达水平的影响

A、B. Western blot 分析 MHCC97-L 和 HCCLM3 中 EMT 相关蛋白 N-cadherin、fibronectin 和 ZEB1 的表达。

C、D. Western blot 分析 MHCC97-L 和 HCCLM3 中细胞周期相关蛋白 Cyclin D1 和 CDK4 的表达。

以 β-actin 作为内参，所有数据均以平均值±SD 表示。*代表 $P < 0.05$，**代表 $P < 0.01$，***代表 $P < 0.001$。EA，野马追内酯 A。

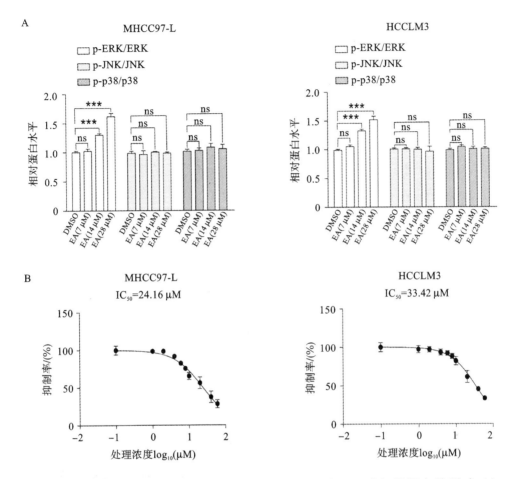

图 S2　EA 对 MHCC97-L 和 HCCLM3 中 MAPK 信号通路相关蛋白的影响，以及 EA 对 MHCC97-L 和 HCCLM3 IC$_{50}$ 的影响

A. 通过 Western blot 分析 EA 对 MHCC97-L 和 HCCLM3 中 MAPK 信号通路相关蛋白的影响。β-actin 作为内参。所有数据均以平均值±SD 表示。***代表 $P<0.001$。

B. 通过 CCK8 检测分析 EA 对 MHCC97-L 和 HCCLM3 IC$_{50}$ 的影响。

　　以上研究结果显示，EA 在体内和体外都能显著抑制肝癌细胞的生长。具体机制如下，EA 通过激活 ROS/ERK 信号通路导致细胞周期停滞在 G1 期并能诱导细胞发生自噬。同时，用 ROS 抑制剂、ERK 抑制剂或自噬抑制剂预处理可以逆转 EA 引起的细胞活力和细胞迁移能力的下降。图 2.9 总结了 EA 抗肝癌的作用及机制。

　　在基础研究和临床研究中，许多中药被用来治疗各种癌症。我们课题组旨

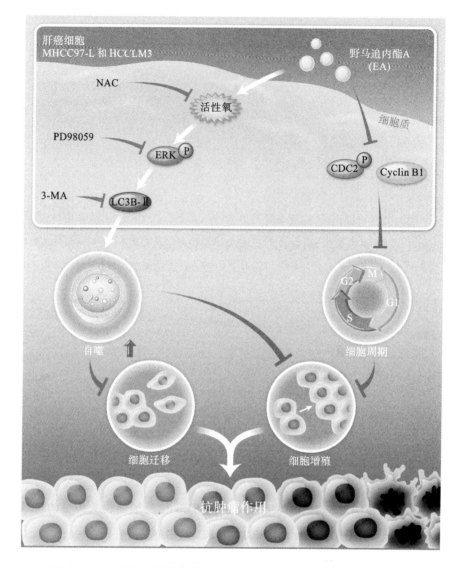

图 2.9　EA 通过诱导自噬和阻断细胞周期发挥抗肝癌的作用

NAC,N-乙酰半胱氨酸;3-MA,3-甲基腺嘌呤;ROS,活性氧。

在找出一种新型小分子药物用于治疗原发性肝癌。据文献报道,野马追具有抗高血压、抗病毒和抗肿瘤的作用,同时,在临床中,野马追已被广泛用于治疗呼吸系统疾病。通过本研究,我们发现 EA 可明显抑制 MHCC97-L 和 HCCLM3 肝癌细胞的增殖。通过显微镜观察,野马追内酯 A(EA),特别是在 28 μM 时,可导致许多肝癌细胞漂浮、细胞形态改变和细胞的死亡。这些结果均表明,EA 在体外可发挥强大的杀细胞作用。

癌细胞趋化迁移对于癌细胞侵入周围组织,导致肿瘤远处转移至关重要。

在本研究中,我们发现 EA 可以显著抑制肝癌细胞的迁移能力,尤其是药物浓度在 28 μM 时。据文献报道,癌细胞的侵袭和迁移能力与 EMT 密切相关。E-cadherin 在维持细胞黏附和细胞间连接的完整性方面具有重要作用。E-cadherin 表达的下降会导致黏附作用减弱、细胞运动增强和癌症的发展。vimentin 已被证明可在胃肠道肿瘤中过度表达,通常会促进肿瘤的生长和侵袭,导致预后不良。在本研究中,EA 通过提高 E-cadherin 表达水平并降低 vimentin 表达水平来抑制 EMT 过程。此外,EA 可以影响其他 EMT 相关蛋白的表达,包括 N-cadherin、fibronectin 和 ZEB1。因此,EA 通过抑制 EMT 过程而发挥抑制肝癌细胞迁移的作用。

大多数人类体细胞通过高度精密的调节机制来完成一个固定的生命周期;然而,癌细胞的细胞周期会出现各种故障,导致癌细胞不受控制地持续生长。许多抗癌药物,如长春新碱和秋水仙碱,会诱发细胞周期停滞而产生强大的抗癌作用。在本研究中,EA 通过调节细胞周期关键调节因子,如 Cyclin E1 和 CDK2,使细胞周期停滞在 G1 期,化疗药物长春碱也通过该机制发挥抗肿瘤作用。这些结果表明,EA 通过抑制细胞周期而发挥抗肝癌作用。

细胞凋亡和细胞坏死是经典的细胞死亡机制,成为抗癌治疗研究中有潜力的靶标。本项目研究结果显示,EA 对细胞凋亡和细胞坏死没有显著影响。此外,细胞凋亡和坏死抑制剂并不能逆转 EA 诱导的细胞活力下降。这些结果表明,EA 诱导的细胞死亡不依赖细胞凋亡和细胞坏死过程。

有文献报道自噬和 ROS 参与了细胞生存和细胞死亡的相关途径。一些抗癌药物可激活自噬和 ROS 信号通路。自噬是一种动态的蛋白质降解过程,通常在营养匮乏时发生。自噬在癌症中起着双重作用,它对肿瘤的生长既有抑制作用,又有促进作用,可加速已形成的肿瘤的生长。因此,自噬是癌症治疗药物研发的常见靶标。在本研究中,EA 可显著激活自噬信号通路标志性蛋白 LC3B Ⅱ/Ⅰ 和 Atg5,并抑制 p62 的表达。此外,EA 可诱导肝癌细胞发生自噬,研究结果已经通过电镜观察得到了验证。自噬可分为大自噬、小自噬和伴侣介导的自噬。EA 诱导的自噬属于大自噬,其特点是形成自噬体和自溶体。ROS 是调节癌细胞生存和死亡的重要上游分子;ROS 水平过高会对癌细胞造成氧化损伤。在本研究中,EA 可明显增加肝癌细胞的 ROS 水平;然而,用 ROS 抑制剂 NAC

和自噬抑制剂 3-MA 处理可以逆转 EA 诱导的对细胞增殖和迁移的抑制作用。这些结果表明,ROS 和自噬参与了 EA 诱导的细胞死亡过程。

许多信号通路参与调节 ROS 信号通路和自噬过程。众所周知,MAPK 信号通路是 ROS 的下游通路,在诱导自噬方面具有重要作用。在本研究中,我们发现 EA 可以诱导 ERK 的磷酸化水平增加。ERK 抑制剂 PD98059 可部分逆转 EA 诱导的细胞活力和迁移能力的下降。此外,ROS 抑制剂 NAC 也可逆转 EA 对 p-ERK 和 LC3B Ⅱ / Ⅰ 的影响。体内研究进一步验证,EA 可以抑制肝癌细胞体内成瘤能力。

野马追主要含有黄酮类、倍半萜类、二萜类、三萜类、挥发油、有机酸、氨基酸、微量元素等生物活性物质,野马追在临床中用于治疗慢性支气管炎。近年来,科学家们开始关注野马追对癌症的影响。据文献报道,野马追提取物包括野马追内酯 O、野马追内酯 J 和其他倍半萜内酯,在乳腺癌和前列腺癌中发挥重要作用。在本研究中,野马追内酯 A 在体外和体内都能显著抑制肝癌。这些结果表明,野马追内酯 A 和其他相似的倍半萜内酯类小分子化合物可作为潜在的抗癌药物进行开发。然而,其他倍半萜内酯类化合物在癌症中的作用和机制应进一步研究。

第三章
野马追内酯 B 在肝癌中的作用

一、实验仪器和材料

本章研究所用的部分实验仪器和材料分别列于表 3.1 至表 3.3。

表 3.1　部分实验仪器列表

序号	仪器名称	型号	生产公司
1	超净工作台	SW-CJ-2FD	苏州安泰空气技术有限公司
2	超声波清洗机	DGD300-V	张家港市锐志超声科技有限公司
3	超声波细胞粉碎机	JY92-Ⅱ	宁波新芝生物科技股份有限公司
4	纯水仪	Master-E	上海和泰仪器有限公司
5	电泳仪	EPS-300	上海天能生命科学有限公司
6	电子天平	AR1530	上海志荣电子科技有限公司
7	多功能水平电泳槽	HE-120Gen	上海天能生命科学有限公司
8	细胞培养箱	MCO-15AC	三洋贸易株式会社
9	高速冷冻离心机	H1850R	上海利鑫坚离心机有限公司
10	高速离心机	H-1850	湖南湘仪实验室仪器开发有限公司

续表

序号	仪器名称	型号	生产公司
11	隔水式电热恒温箱	ZXGP-B2080	上海智城分析仪器制造有限公司
12	烘箱(电热恒温鼓风干燥箱)	DHG-9240	上海浦东荣丰科学仪器有限公司
13	立式压力蒸汽灭菌锅	LX-C50L	合肥华泰医疗设备有限公司
14	流式细胞仪	DxFLEX	贝克曼库尔特商贸(中国)有限公司
15	酶标分析仪	DNM-9602A	北京普朗新技术有限公司
16	普通冰箱	BCD-185FM	美的集团股份有限公司
17	全能型蛋白快速转膜仪	Trans-Blot Turbo	Bio-Rad
18	实时荧光定量 PCR 仪	Life 7500	Thermo Fisher Scientific
19	手持式匀浆器	F6	—
20	双门超低温冰箱	DW-H	中科美菱低温科技股份有限公司
21	水平电泳槽	JY-SPE	北京君意东方电泳设备有限公司
22	台式真彩触摸屏往复摇床	ZWFR-200	上海智城分析仪器制造有限公司
23	台式微量高速冷冻离心机	Fresco 17	Thermo Fisher Scientific
24	微型离心机	Mini-6K	杭州奥盛仪器有限公司
25	涡旋混合器	小舞灵	IKA
26	小型湿法转印槽	Mini Trans-Blot	Bio-Rad
27	涡旋振荡器	MS 3 basic	IKA
28	倒置显微镜	DMi8	Leica
29	液氮罐	YDS-20	成都钧乔科技有限公司
30	转膜仪	iBlot	Invitrogen

表 3.2　部分实验试剂及耗材列表

序号	试剂耗材名称	品　牌
1	10% APS	Solarbio
2	1640 培养基	Gibco
3	24 孔板	甄选
4	30%丙烯酰胺溶液	麦克林
5	3-甲基腺嘌呤	Med Chem Express LLC
6	4%多聚甲醛	碧云天
7	5/10/15/50 mL EP 管	Biosharp
8	5×上样缓冲液	联迈生物
9	96 孔板	甄选
10	Annexin V-FITC/PI 细胞凋亡检测试剂盒	欣博盛
11	BCA 蛋白定量试剂盒	碧云天
12	BrdU 溶液	Millipore Sigma
13	细胞计数试剂盒(CCK8)	Dojindo Laboratories
14	DMEM/F10 培养基	Gibco
15	二甲基亚砜(DMSO)	Solarbio
16	DEPC 水	Med Chem Express LLC
17	N-乙酰半胱氨酸(NAC)	Millipore
18	PBS 粉末	碧云天
19	PD98059	Med Chem Express LLC
20	PMSF	罗氏
21	PVDF 膜	Amresco
22	RIPA	碧云天
23	SDS	Solarbio
24	TEMED	南京建成

续表

序号	试剂耗材名称	品　牌
25	Transwell 嵌套	Corning
26	Tris-HCl(pH 6.8)	Thermo Fisher Scientific
27	Tris-HCl(pH 8.8)	Thermo Fisher Scientific
28	TRNzol 通用总 RNA 提取试剂盒	天根
29	Tween-20	Sangon
30	Western blot 一抗稀释液	碧云天
31	Z-VAD-FMK	Med Chem Express LLC
32	八排管	Biosharp
33	彩色 PAGE 快速凝胶试剂盒	Absin
34	定量 PCR 试剂盒	Takara
35	反转录试剂盒	Takara
36	封口膜	Millipore
37	甘氨酸	Solarbio
38	化学发光显影液	Bio-Rad
39	活性氧检测试剂盒	碧云天
40	甲醇	科隆化学
41	结晶紫	碧云天
42	乙醇	川东化工
43	6 孔板	甄选
44	青霉素/链霉素	碧云天
45	琼脂糖	Millipore
46	胎牛血清(FBS)	Gibco
47	梯度降温盒	Thermo Fisher Scientific
48	脱脂棉球	海氏海诺

序号	试剂耗材名称	品　　牌
49	无蛋白快速封闭液(1×)	雅酶
50	无水乙醇	科隆化学
51	细胞培养瓶	甄选
52	细胞周期试剂盒	凯基生物
53	一抗二抗去除液	碧云天
54	胰酶(细胞消化液)	碧云天

表 3.3　部分抗体列表

序号	名　　称	品　　牌	批　　号	稀释倍数
1	ATF-6α	Santa Cruz Biotechnology	sc166659	1∶500
2	Bip	Cell SignalingTechnology	3177	1∶1000
3	caspase-3	Cell Signaling Technology	9611T	1∶1000
4	CDK2	Cell Signaling Technology	2546T	1∶1000
5	CHOP	Cell Signaling Technology	2895	1∶1000
6	c-PARP	Cell Signaling Technology	5625T	1∶1000
7	Cyclin E1	Cell Signaling Technology	20808S	1∶1000
8	E-cadherin	Cell Signaling Technology	14472	1∶1000
9	GPx4	Abcam	ab125066	1∶1000
10	GRP78	Santa Cruz Biotechnology	sc376768	1∶500
11	HO-1	Abcam	ab13248	1∶1000
12	IRE1a	Santa Cruz Biotechnology	sc390960	1∶500
13	LC3B	Cell Signaling Technology	12741	1∶1000
14	MAPK 家族采样试剂盒	Cell Signaling Technology	9926T	1∶1000
15	p-ERK	Cell Signaling Technology	4370T	1∶1000
16	p-JNK	Cell Signaling Technology	4668T	1∶1000

序号	名　称	品　牌	批　号	稀释倍数
17	p-MLKL	Abways	CY7146	1∶1000
18	p-p38	Cell Signaling Technology	4511T	1∶1000
19	RIP1	Abways	CY6582	1∶1000
20	vimentin	Cell Signaling Technology	5741T	1∶1000
21	β-actin	中杉金桥	TA-09	1∶1000
22	山羊抗兔 IgG	碧云天	A0208	1∶1000
23	山羊抗小鼠 IgG	碧云天	A0216	1∶1000

二、实验方法

（一）细胞培养

肝癌细胞 SMMC-7721 和 HCCLM3 购自上海中乔新舟生物科技有限公司。SMMC-7721 在 1640 培养基中培养，HCCLM3 在 DMEM 培养基中培养。两种基础培养基均补充 10% 的 FBS 以及 1% 的青霉素/链霉素（P/S）。上述细胞均在标准条件下进行培养，即在 37 ℃、5% CO_2 的细胞培养箱中培养。

1. 细胞系建立

建立肝癌细胞（SMMC-7721 和 HCCLM3）系。

2. 细胞传代

取处于对数生长期的肝癌细胞，弃掉旧培养基，用无菌 PBS 缓冲溶液清洗 2~3 次，加入适量胰酶消化，在显微镜下观察消化程度。加入 2 mL 含 10%FBS 的 DMEM/1640 培养基结束消化过程，吸取培养基轻缓吹散细胞，并将其转移至离心管中离心，1000 r/min 离心 5 min。弃掉上清液，加入新鲜培养基重悬细胞，按照比例分装至 25 cm^2 细胞培养瓶中。将传好代的细胞放入 5% CO_2、37 ℃ 的细胞培养箱中培养。

3. 细胞换液

显微镜观察细胞状态后，弃掉旧的培养基，加入 2 mL 无菌 PBS 缓冲溶液清洗 2～3 次，加入新鲜培养基，放入细胞培养箱中继续培养。

4. 细胞铺板

操作步骤同细胞传代，于离心重悬后将细胞悬液铺到不同规格的细胞培养板（6 孔板、24 孔板、96 孔板）内继续培养。

5. 细胞冻存

配制冻存液（二甲基亚砜（DMSO）、胎牛血清（FBS）的比例为 1∶9），操作步骤同细胞传代，离心弃掉上清液后加入冻存液重悬细胞沉淀，并转入冻存管内，放置于细胞冻存盒中，然后转入液氮罐。

6. 细胞复苏

提前开启恒温水浴锅。离心管中加入适量新鲜培养基备用。从液氮罐中拿出复苏细胞，放于水浴锅中融化后迅速转移到已加入培养基的离心管中，1000 r/min 离心 5 min，离心后弃掉上清液，加入培养基重悬后转入细胞培养瓶中继续培养。

（二）野马追内酯 B 配制和细胞处理

野马追内酯 B(EB)购自成都曼思特生物科技有限公司(A0660)，将其溶于二甲基亚砜(DMSO)中，形成 40 mM 的储备溶液。用不同浓度（6 μM、12 μM 和 24 μM）的 EB 处理肝癌细胞 SMMC-7721 和 HCCLM3，用 DMSO 作为对照，处理时间根据具体实验设计，包括 0 h、6 h、24 h、48 h 或72 h。所有的实验均独立进行，每组至少重复 3 次。

（三）显微镜观察

肝癌细胞用 EB 处理 24 h 或 48 h 后，在倒置显微镜下观察，使用 Image-Pro Plus 7.0 软件分析细胞数量。细胞增殖率的计算方法如下：细胞增殖率＝实验组的平均细胞数/对照组的平均细胞数×100％。

（四）细胞计数试剂盒(CCK8)检测

细胞计数试剂盒(CCK8)被用来检测 EB 对 SMMC-7721 和 HCCLM3 细胞活力的影响。将细胞铺到 96 孔板中,每孔的细胞数为 5×10^3 个。在给药组中加入终浓度为 6 μM、12 μM 或 24 μM 的 EB,将细胞放于 5%CO$_2$、37 ℃ 细胞培养箱中培养 24 h、48 h 或 72 h,然后,在每孔中加入 10 μL CCK8 溶液,放于 5% CO$_2$、37 ℃ 细胞培养箱中培养 4 h,用酶标分析仪测量 450 nm 处的 OD 值,进行数据分析。

（五）5-溴-2-脱氧尿苷(BrdU)染色

BrdU 染色可用于检测细胞增殖能力。首先,将处于对数期的肝癌细胞(2×10^4)铺板于 24 孔板,然后在 5%CO$_2$、37 ℃ 细胞培养箱中孵育过夜。用含有 24 μM EB 的培养基处理肝癌细胞,用 DMSO 作为对照。药物处理 48 h 后,用 10 μg/mL BrdU 溶液处理细胞 2 h,用 4% 多聚甲醛固定细胞 15 min。先用 2 mol/L 盐酸处理,再用 0.3% Triton X-100 处理,用 10% 山羊血清封闭细胞。然后用 BrdU 一抗和荧光二抗连续孵育细胞。在用显微镜观察之前,用 DAPI 溶液对细胞进行染色,并对随机区域的 BrdU 阳性细胞进行计数。

（六）软琼脂克隆形成实验

1. 制备下层琼脂胶

将水浴锅温度设置为 42 ℃,把 $2 \times$DMEM 培养基和琼脂糖溶液放入水浴锅中预热。待升至设定温度后,取出 $2 \times$DMEM 培养基和琼脂糖溶液,各吸取 3.5 mL 加到 10 mL 无菌离心管中,迅速混匀。取 6 孔板,按每孔 1 mL 加入上述混合溶液,其中 3 个为对照组下层琼脂胶,另外 3 个为实验组下层琼脂胶,室温静置 15 min,等琼脂胶完全凝固(注意:吸取琼脂糖和培养基混合液时,动作要轻柔,避免产生气泡)。

2. 制备上层琼脂胶

取肝癌细胞,倒掉培养基,先用预热的 PBS 缓冲溶液洗 1 次,胰酶消化 1 min,900 r/min 离心 4 min,倒掉上清液,收集细胞沉淀,加入 2 mL 培养基重悬细胞,计数。按一定体积加入培养基稀释细胞浓度,每孔加入 1000 个细胞。先吸取 1.5 mL 1.2% 琼脂糖溶液与 1.5 mL 2×DMEM 培养基加到 10 mL 离心管中,迅速混匀,再加入 3 mL 已稀释好的细胞悬液,迅速混匀,最后将混合液按每孔 1.5 mL 加到 6 孔板里,即为上层琼脂胶,操作过程中避免产生气泡。按照同样的方法制备对照组的上层琼脂胶,室温静置 10 min,待上层琼脂胶完全凝固后,在 6 孔板的间隙加入适量 PBS 缓冲溶液以防止 6 孔板中的琼脂胶过于干燥。将 6 孔板置于显微镜下观察细胞状态,可以看到单个细胞悬浮于琼脂胶中,置于 5% CO_2、37 ℃细胞培养箱中培养。

3. 单克隆形成

培养 15～20 天,在显微镜下可以观察到细胞的单克隆形成。向每孔加入 200 μL MTT 溶液,放入 5%CO_2、37 ℃细胞培养箱反应 30 min,等单克隆完全着色后,将 6 孔板置于扫描仪上扫描成像。

(七) 建立肿瘤异种移植模型

裸鼠(BALB/c)购自北京实验动物研究中心有限公司。选择 4 周龄、实验前已在无特定病原体(SPF)环境中饲养了 1 周的小鼠。每只小鼠双侧皮下注射 200 μL PBS 缓冲溶液(溶液含 $1×10^6$ 个 SMMC-7721 或 HCCLM3)。实验组每 2 天腹腔注射 25 mg/kg 或 50 mg/kg 的 EB,共注射 3 周。对照组腹腔注射 DMSO。测量肿瘤大小以计算肿瘤体积,并每 2 天监测 1 次小鼠体重。注射细胞 3 周后,将小鼠安乐死,切除肿瘤并称重。

(八) 建立人源肿瘤异种移植(patient-derived tumor xenograft, PDX)模型

取肝癌患者组织样本,分离后立即放入 UW 保存液中。将肿瘤切成 2 mm× 2 mm×2 mm 的小块,然后皮下接种到 4 周龄雄性 BALB/c 裸鼠体内。实验组每 2 天腹腔注射 EB,剂量为 50 mg/kg,共注射 3 周。对照组腹腔注射 DMSO。将小鼠安乐死,切除肿瘤并称量。对得到的肿瘤组织进一步进行 Western blot 分析。

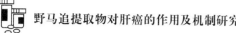

（九）Transwell 细胞迁移实验

使用 Transwell 小室（孔径为 8 μm）测量 EB 对肝癌细胞迁移能力的影响。具体方法如下：首先向板内 4 个孔加入 650 μL 20% 的 DMEM 培养基，向 Transwell 小室内加入 100 μL0.2% 的 DMEM 培养基。消化肝癌细胞，终止消化后离心弃去培养液，用含 0.2%FBS 血清的培养基重悬，调整细胞密度至每毫升 5×10^5 个。然后取 4 mL 分别加到 4 个 1.5 mL 的 EP 管中，按照实验计划加药（终浓度为 6 μM、12 μM、24 μM EB、DMSO），混匀。取加药后的细胞悬液 200 μL 加入 Transwell 小室。细胞悬液加入膜中央，尽量保证液面水平。种板，将 Transwell 小室放进孔板，放入细胞培养箱培养。染色计数，取出 Transwell 小室，弃去孔中培养液，用无菌的 PBS 缓冲溶液洗 2 次，4% 多聚甲醛固定 2 min，再用无菌的 PBS 缓冲溶液冲洗。加入 1000 μL 甲醛，固定 20 min，取出后用无菌的 PBS 缓冲溶液清洗 2 次，倒置，风干。加入 800 μL 0.1% 结晶紫溶液染色 15 min（避光、室温），用无菌的 PBS 缓冲溶液清洗 2 次后，再用棉签轻轻擦掉上层未迁移细胞，风干。在 10 倍显微镜下随机取 5 个视野观察细胞，并使用 Image-Pro Plus 7.0 软件计数。细胞迁移率的计算方法如下：细胞迁移率＝实验组的平均迁移细胞数/对照组的平均迁移细胞数×100%。

（十）流式细胞仪分析

细胞用 EB（终浓度为 12 μM 或 24 μM）处理，然后根据不同的实验内容，按照相应步骤进行流式细胞仪分析，DMSO 处理组作为对照组。

使用细胞周期试剂盒（凯基生物）检测细胞周期。先用冷的 PBS 缓冲溶液清洗肝癌细胞，然后用 75% 的乙醇在 4 ℃下固定 24 h。再用 PBS 缓冲溶液清洗 2 次，将细胞放在含有碘化丙啶（PI）和 RNaseA（9 : 1）的 500 μL PBS 缓冲溶液中，置于 37 ℃下孵育 60 min。用 DxFLEX 流式细胞仪对细胞进行分析。

使用 Annexin V-FITC/PI 细胞凋亡检测试剂盒（欣博盛）检测细胞凋亡。肝癌细胞用 EB 处理 48 h 后，用预冷的 PBS 缓冲溶液洗涤 2 次。然后用 200 μL 结合缓冲液重悬细胞至每毫升 5×10^5 个。接下来，加入 195 μL 结合缓冲液和

5 μL Annexin V-FITC,混匀后在室温避光孵育 10 min。清洗细胞后,将其悬浮在结合缓冲液中,然后与 PI 混合。所有的实验都独立进行,重复 3 次。

用 ModFitLT 3.0 软件和 CytExpert 2.0 软件分析肝癌细胞的细胞周期和细胞凋亡结果。

（十一）有参转录组测序

肝癌细胞在 5% CO_2、37 ℃ 细胞培养箱培养,待细胞融合度达到 90%,用 DMSO 和 EB(终浓度为 12 μM 或 24 μM)处理 48 h 后收集细胞。使用 TRNzol 通用总 RNA 提取试剂盒(DP424)进行总 RNA 分离。RNA 样品委托上海派森诺生物科技股份有限公司进行有参转录组测序和分析。

总 RNA 质量检测:浓度及纯度通过 NanoDrop2000 分光光度计(Thermo Fisher Scientific)检测,完整性利用 2100 生物分析仪(Agilent)、安捷伦 RNA 6000 纳克试剂盒(部件号 5067-1511,Agilent)检测。

文库构建与质检:选择总量≥1 μg 的总 RNA,使用 NEBNext Ultra Ⅱ RNA 链特异性文库制备盒,通过 Oligo(dT)磁珠富集带有 polyA 尾的 mRNA,随后通过离子打断的方式使用二价阳离子将 mRNA 随机打断。以片段化的 mRNA 为模板,随机寡核苷酸为引物,合成 cDNA。对双链 cDNA 进行纯化,之后进行双末端修复及 3′端引入"A"碱基并连接测序接头。用 AMPure XP 磁珠筛选 400~500 bp 的 cDNA,进行 PCR 扩增并再次使用 AMPure XP 磁珠纯化 PCR 产物,最终获得文库。使用 2100 生物分析仪(Agilent)和高灵敏度 DNA 试剂盒(Agilent)进行文库质量检测。利用 PicoGreen dsDNA 定量检测试剂盒检测文库总浓度,qPCR 定量检测有效文库浓度(StepOnePlus 实时荧光定量 PCR 系统,Thermo Fisher Scientific)。多样品 DNA 文库(multiplexed DNA libraries)均一化后等体积混合。将混合好的文库逐步稀释定量后在 Illumina 测序仪上进行 PE150 模式测序。

（十二）氧化应激测量

使用荧光体 BODIPY 581/591 C11(Thermo Fisher Scientific,USA)的荧光

来检测氧化应激程度。将细胞置于含有 24 μM EB 或 5 μM Erastin 的培养基中培养。在处理过的细胞中添加荧光探针。用 BODIPY 581/591 C11 在 37 ℃下孵化细胞 30 min。随后,用 PBS 缓冲溶液清洗细胞 2 次以清除未结合的染料。用 Hochest 33342 染色后检测细胞核形态学特征,通过荧光显微镜观察荧光效果。

(十三)Western blot 分析

1. 总蛋白提取

(1) 在细胞培养箱中取出细胞,倒掉培养基,用预冷的 PBS 缓冲溶液洗 2次,加入 5 mL PBS 缓冲溶液到培养皿中,用细胞刮刀将贴壁细胞刮下,吸到离心管中,3000 r/min,4 ℃离心 5 min。

(2) 取出离心管,倒掉上清液,加入 1 mL 预冷的 PBS 缓冲溶液重悬细胞,并转到 1.5 mL 离心管中,3000 r/min,4 ℃离心 5 min。

(3) 倒掉上清液,再用移液器吸净上清液,提取蛋白或于−80 ℃保存。

(4) 加入含有蛋白酶和磷酸酶抑制剂的 RIPA 裂解液,在冰上进行裂解,用移液器反复吹打细胞,冰盒中放置 30 min,使其充分裂解。

(5) 12000 r/min,4 ℃离心 10 min,小心吸取上清液并转移至另一新的离心管中,切勿吸到沉淀。

(6) 将购买的商业化蛋白标准品(浓度为 25 mg/mL)稀释至 0.5 mg/mL,根据样品的数量,将 BCA 试剂 A 与试剂 B 按 50∶1 比例配制成工作液,充分混合,避光备用。

(7) 取一个 96 孔板标记好相应的标准品浓度,依次加入蛋白标准品 0 μL、1 μL、2 μL、4 μL、8 μL、12 μL、16 μL、20 μL,继续向每孔加入 PBS 缓冲溶液补到 20 μL。

(8) 每个蛋白样品设置 5 个平行重复,吸取 1 μL 样品加入 96 孔板,然后加入 200 μL 配好的 BCA 工作液,放入细胞培养箱孵育 30 min。

(9) 放入酶标分析仪,设置 560 nm 吸收波长测定吸光度。绘制蛋白标准品的浓度曲线,计算蛋白样品的浓度。

2. SDS-PAGE 电泳

（1）按每个蛋白上样 50 μg 计算所需体积，取蛋白上清液加入 1.5 mL 离心管中，每管加入相应体积的 5×上样缓冲液，充分混匀。

（2）将离心管放入浮漂置于水浴锅中，100 ℃煮 10 min，12000 r/min 离心 5 min。

（3）用自来水洗净玻璃板、样品梳、垫片和电泳槽，再用双蒸水冲洗后晾干，组装好玻璃板，根据蛋白大小按试剂配方配制分离胶。

（4）将分离胶倒入玻璃板之间，立即覆盖一层异丙醇，室温放置 30 min，等分离胶凝固后，倒出异丙醇，双蒸水冲洗后用滤纸吸干残留水分。

（5）配制 5% 浓缩胶，混匀后倒入玻璃板之间，插上样品梳，室温放置 20 min。

（6）取下玻璃板，组装好电泳系统，放入电泳槽，加入电泳缓冲液，拔出样品梳，将准备好的蛋白样品、彩色预染 Marker 和 Westernblot Marker 点到胶孔中。

（7）设置电压 70 V 开始程序，等到蛋白样品进入分离胶后，将电压调为 110 V，样品跑到分离胶底部时，即可关闭程序，整个过程大约需要 2 h。

3. 转膜

（1）配制转膜液，提前放入 4 ℃预冷备用，按蛋白样品数量剪好 PVDF 膜，先放入甲醇浸泡 2 min，然后放入双蒸水清洗，最后将滤纸和 PVDF 膜放到之前预冷的转膜液中。

（2）将转膜夹放在托盘中，黑色面向下，依次放上滤纸—胶—膜—滤纸，放置膜和滤纸的过程中，海绵和滤纸必须完全浸没到转膜液中，用玻璃棒赶走滤纸和膜上的气泡，合上转膜夹。

（3）将转膜夹放到转膜槽中，加入预冷的转膜液，放入冰块将液面补至刻度线，连接装置，设置 300 mA 恒流，启动程序，按蛋白大小选择结束时间。

4. 抗体杂交及免疫显色

（1）待转膜完成后，取出转膜夹，将 PVDF 膜放于 5% 的脱脂奶粉中室温封闭 1 h。如果所跑蛋白为磷酸化蛋白，则要使用 5% 的 BSA 封闭。

（2）封闭完成后，倒掉封闭液，加入 TBST 缓冲液洗 3 次,5 min 1 次。按所需蛋白的大小将 PVDF 膜切开，放入抗体孵育盒中标记好标签。加入 3～4 mL 相应的一抗（稀释比例按说明书确定），保证完全覆盖膜，置于 4 ℃冰箱中孵育过夜。

（3）回收一抗，稀释好的一抗于 4 ℃保存,TBST 缓冲液洗 5 次，每次 5 min。

（4）加入 4 mL 相应种属的辣根过氧化物酶二抗（1∶10000 稀释），室温孵育 2 h。

（5）倒掉二抗,TBST 缓冲液洗 5 次，每次 5 min。

（6）配制 ECL 显色液，将保鲜膜铺在显色板上，用镊子将 PVDF 膜放到保鲜膜上，用滤纸吸干 TBST 缓冲液，均匀滴加 ECL 显色液反应 1 min。

（7）将已准备好的膜转放到仪器上曝光（蛋白条带的综合光密度值由 Bio-Rad Image Lab 软件测定,β-actin 被用作内参）。

（十四）实时定量反转录 PCR(qRT-PCR)

1. 提取 RNA

将肝癌细胞播种在 6 孔板中，培养至细胞融合度达到 90%。用 EB 或者 DMSO 处理肝癌细胞，使用 TRNzol 通用总 RNA 提取试剂盒提取总 RNA。每个孔里加入 1 mL TRNzol,用 1 mL 枪头刮细胞，用移液器将液体移入1.5 mL EP 管，静置 5 min。加 200 μL 氯仿，剧烈振摇 15 s，静置 3 min。13500 r/min 离心 15 min。离心后，液体上层澄清，中间为白色物质，下层为红色液体。用 200 μL 移液器将上清液移至新的 1.5 mL EP 管中。加入 500 μL 异丙醇，摇匀液体，静置 10 min。13500 r/min 离心 10 min,弃去上清液，在管壁后侧可见留下的沉淀，加入 1 mL 乙醇。10600 r/min 离心 5 min，弃去上清液，用移液器吸净残留液体。根据沉淀量加 DEPC 水（5～30 μL 或更多），以使浓度调整到 300～1000 μg/mL,混匀，注意不要过度风干。用分光光度计测 RNA 浓度。

2. 逆转录

选择 RevertAid 第一链 cDNA 合成试剂盒，将 5 mg 的总 RNA 作为 cDNA

菌株合成的模板。配制 10 μL 反应体系:脱氧核糖核苷三磷酸(dNTP) 0.4 μL,逆转录酶 0.5 μL,缓冲液 1 μL,随机引物 1 μL,共 2.9 μL,双蒸水(ddH$_2$O)为 (7.1−RNA 体积)μL,放置于逆转录机器。程序:25 ℃,10 min;37 ℃,2 h;85 ℃,5 min。RNA 样品放置于−80 ℃冰箱中,逆转录后放置于−20 ℃冰箱中。

3. qRT-PCR 反应

利用实时荧光定量 PCR 仪进行 qRT-PCR 分析,使用带有预先混合 SYBR 染料的 DNA 聚合酶 ExTaq(宝生物工程(大连)有限公司)。mRNA 的表达水平与同一样品中 β-actin mRNA 的水平进行标准化。

（十五）统计学分析

使用 GraphPad Prism 软件进行统计分析。定量数据以平均值±SD 表示。显著性差异通过 t 检验来计算。∗代表 $P<0.05$,∗∗代表 $P<0.01$,∗∗∗代表 $P<0.001$;$P<0.05$ 被认为有统计学意义。

三、实验结果

（一）EB 抑制肝癌细胞的体内成瘤能力和克隆形成能力

我们首先进行了裸鼠皮下成瘤实验。选择雌性 BALB/c 裸鼠,皮下注射 SMMC-7721 或 HCCLM3,每 2 天注射 1 次 EB(25 mg/kg 或 50 mg/kg),持续 3 周。实验结果显示,EB 明显抑制了肝癌细胞形成的肿瘤体积(图 3.1A)。图 3.1B 显示,EB 对肝癌细胞形成的肿瘤重量有明显的抑制作用。这些结果在 PDX 模型中得到了验证(图 S3A 和 B)。以上的实验结果充分说明,EB 可抑制肝癌细胞的体内成瘤能力。为了评估 EB 对肝癌细胞体外克隆能力的影响,我们在体外采用了软琼脂克隆形成实验。结果显示,与对照组相比,经 EB 处理的肝癌细胞的单克隆体积更小、数量更少(图 3.1C 和 D)。

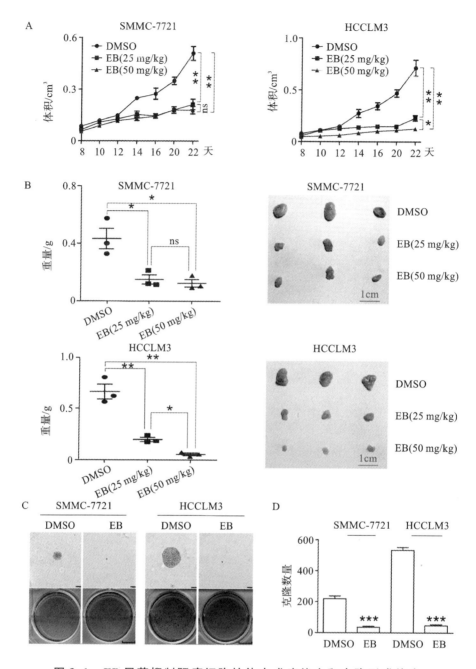

图 3.1 EB 显著抑制肝癌细胞的体内成瘤能力和克隆形成能力

A. 肝癌细胞 SMMC-7721 和 HCCLM3 所致肿瘤体积的测定。

B. 肝癌细胞 SMMC-7721 和 HCCLM3 所致肿瘤重量的测定。

C. 肝癌细胞 SMMC-7721 和 HCCLM3 克隆形成能力的测定。

D. 对 C 图中的单克隆进行量化统计。

所有数据均以平均值±SD 表示,显著性差异通过 t 检验来计算。*代表 $P < 0.05$,**

代表 $P < 0.01$,***代表 $P < 0.001$,$P < 0.05$ 被认为有统计学意义。

（二）EB 抑制肝癌细胞的体外增殖能力

为了确定 EB 对体外肝癌细胞的影响,我们用不同浓度的 EB(6 μM、12 μM 和 24 μM)处理肝癌细胞 SMMC-7721 和 HCCLM3 48 h,对照组使用 DMSO。显微镜观察结果显示,EB 可以剂量依赖的方式显著改变细胞的形态和细胞的数量(图 3.2A)。对细胞进行拍照并统计每张照片中细胞的数量,通过统计分析以获得相应的细胞增殖率。对比 DMSO 对照组,EB 处理后肝癌细胞的细胞增殖率显著降低(图 3.2B)。CCK8 检测结果显示,与 DMSO 对照组相比,EB(6 μM、12 μM 和 24 μM)处理 24 h,48 h 和 72 h 后,两种肝癌细胞的细胞活力明显下降(图 3.2C)。为了验证 EB 对肿瘤细胞的靶向性,我们检测了 EB 对人源正常肝细胞 L-O2 细胞活力的影响。根据 CCK8 检测结果,用 EB 处理 L-O2 细胞后,未发现 EB 对正常肝脏细胞具有明显的细胞毒性(图 3.2D)。BrdU 染色结果显示,用 24 μM EB 处理肝癌细胞 48 h 后 DNA 合成水平显著降低(图 3.2E 和 F)。这些结果表明,EB 选择性地抑制了肝癌细胞的增殖,而不影响正常的肝脏细胞。

（三）EB 抑制肝癌细胞的迁移能力

EB 对肝癌细胞迁移能力的影响通过 Transwell 细胞迁移实验进行了评估。结果显示,用 EB(12 μM 和 24 μM)处理后,SMMC-7721 的细胞迁移率分别下降了 38.29%±0.49% 和 38.48%±0.84%。同样,用 EB(12 μM 和 24 μM)处理后,HCCLM3 的细胞迁移率分别下降了 43.83%±1.08% 和 53.22%±0.36%(图 3.3A 和 B)。

用 Western blot 检测 EB 处理后 SMMC-7721 和 HCCLM3 的 E-cadherin 和 vimentin 蛋白表达水平。结果显示,EB 以剂量和时间依赖的方式显著上调 E-cadherin 的蛋白表达水平。然而,vimentin 的蛋白表达水平却明显下调(图 3.3C 和 D)。这些结果表明,EB 处理可以抑制肝癌细胞的 EMT 过程。因此,我们认为,EB 可以显著抑制肝癌细胞的迁移能力。

（四）EB 阻滞细胞周期的 S 期

我们通过流式细胞仪检测 EB 对细胞周期的影响,以评估 EB 是否通过阻断

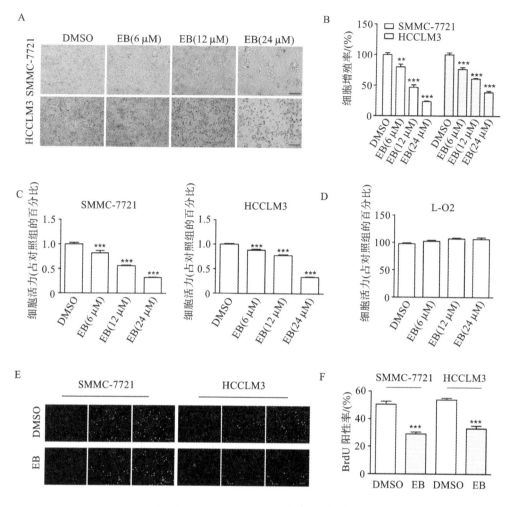

图 3.2　EB 抑制肝癌细胞的生长

A. EB 处理 SMMC-7721 和 HCCLM3 48 h 后细胞形态的变化。

B. EB 处理 SMMC-7721 和 HCCLM3 48 h 后细胞增殖率的变化。

C. EB 处理 SMMC-7721 和 HCCLM3 后，通过 CCK8 检测分析细胞活力。

D. EB 处理 L-O2 细胞后，通过 CCK8 检测分析细胞活力。

E. EB 处理 SMMC-7721 和 HCCLM3 后，细胞的 BrdU 染色图片。

F. 免疫荧光检测 EB 处理 SMMC-7721 和 HCCLM3 后的 BrdU 阳性率，$n=3$。

所有数据均以平均值±SD 表示，显著性差异通过 t 检验来计算。*代表 $P<0.05$，**代表 $P<0.01$，***代表 $P<0.001$，$P<0.05$ 被认为有统计学意义。

细胞周期来抑制细胞增殖过程。结果显示，12 μM 和 24 μM 的 EB 处理肝癌细胞 48 h 后，SMMC-7721 和 HCCLM3 的 S 期占比明显增加（图 3.4A 和 B），这表明 EB 阻滞细胞周期的 S 期。为了证实这些发现，我们检测了对 G1/S 期转换

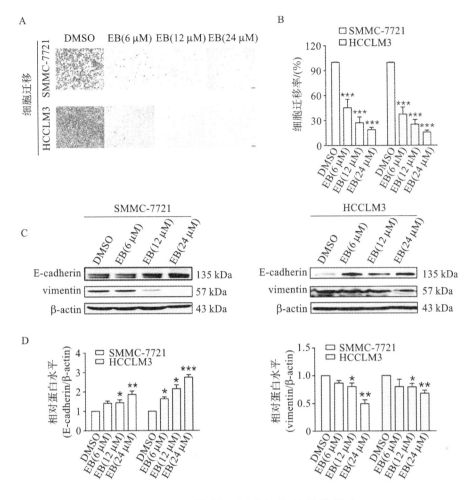

图 3.3 EB 抑制了肝癌细胞的迁移能力

A. 用 DMSO、12 μM 或 24 μM EB 处理 SMMC-7721 和 HCCLM3 细胞 24 h 后，Transwell 细胞迁移实验结果，$n=3$。

B. Transwell 细胞迁移实验的细胞迁移率。

C. Western blot 检测 SMMC-7721 和 HCCLM3 的 EMT 相关蛋白的表达水平。β-actin 作内参。

D. Western blot 的统计分析结果，$n=3$。

所有数据均以平均值±SD 表示。*代表 $P<0.05$，**代表 $P<0.01$，***代表 $P<0.001$，$P<0.05$ 被认为有统计学意义。

至关重要的 CDK2 和 Cyclin E1 的表达水平。12 μM 和 24 μM 的 EB 处理细胞 48 h 后，CDK2 和 Cyclin E1 的表达以剂量依赖的方式明显下降(图 3.4C 和 D)。

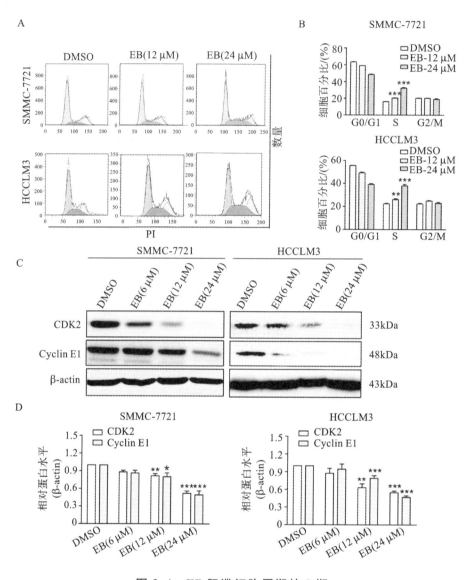

图 3.4　EB 阻滞细胞周期的 S 期

A. 通过流式细胞仪分析 EB 对 SMMC-7721 和 HCCLM3 肝癌细胞细胞周期的影响。

B. 细胞周期统计，$n=6$。

C. Western blot 分析细胞周期相关蛋白 CDK2 和 Cyclin E1 的表达。β-actin 作为内参。

D. 蛋白表达的统计，$n=3$。

所有数据均以平均值±SD 表示，显著性差异通过 t 检验来计算。*代表 $P<0.05$，**代表 $P<0.01$，***代表 $P<0.001$，$P<0.05$ 被认为有统计学意义。

（五）EB 对肝癌细胞的细胞凋亡、细胞坏死或自噬的影响

为了探索 EB 诱导肝癌细胞死亡的机制，我们利用流式细胞仪确认 EB 在细胞凋亡中的作用。用终浓度为 12 μM 或 24 μM 的 EB 处理肝癌细胞 48 h 后，经 PI 或 Annexin V-APC 染色。结果显示，EB 并未诱导肝癌细胞发生早期或者晚期细胞凋亡（图 S1A 和 B）。利用 Western blot 检测用终浓度为 6 μM、12 μM 或 24 μM 的 EB 处理 SMMC-7721 和 HCCLM3 细胞 48 h 对细胞凋亡相关蛋白的影响，结果显示细胞凋亡相关蛋白 c-caspase-3、caspase-3 和 c-PARP 都无明显变化（图 S1C），这表明 EB 不会引起肝癌细胞的细胞凋亡过程。

我们还利用 Western blot 证实了 EB 对细胞坏死和自噬的影响。结果显示，EB 并不影响细胞坏死相关蛋白 p-MLKL、MLKL、RIP1 的表达，也不影响自噬相关蛋白 LC3B Ⅱ/Ⅰ 的比例（图 S1D 和 E）。为了进一步证实这些实验结果，我们利用细胞凋亡抑制剂 Z-VAD-FMK（Z-VAD）、细胞坏死抑制剂 necrostatin-1（Nec-1）或细胞自噬抑制剂 3-MA 结合 CCK8 进行了检测。结果显示，Z-VAD-FMK、necrostatin-1 和 3-MA 并不能逆转 EB 引起的细胞活力下降（图 S1F）。以上这些结果均表明，EB 不会诱导肝癌细胞的细胞凋亡、细胞坏死或自噬。

（六）EB 诱导肝癌细胞发生铁死亡

为了研究 EB 抑制肝癌细胞生长、增殖和迁移的机制，我们利用有参转录组测序分析 EB 处理过的细胞和对照组细胞的差异。结果显示，与对照组相比，SMMC-7721 和 HCCLM3 经 EB 处理 48 h 后的基因表达的差异见图 3.5A。图 3.5B 显示了 KEGG 富集分析结果，经 EB 处理后相关信号通路主要与铁死亡有关。通过 Western blot 检测 EB 处理后细胞中谷胱甘肽过氧化物酶 4（GPx4）的表达，GPx4 是铁死亡标志性蛋白，结果发现 EB 明显降低了 SMMC-7721 和 HCCLM3 中 GPx4 的表达（图 3.5C 和 D）。

透射电子显微镜（TEM）的结果显示，EB 处理的细胞具有独特的铁死亡形态特征，与对照组相比，线粒体体积缩小，细胞膜密度增加，这是铁死亡的典型特征（图 3.5E）。我们使用荧光体 BODIPY 581/591 C11 的荧光检测 SMMC-7721 和 HCCLM3 内脂质活性氧（ROS）水平。研究结果发现，与对照组相比，EB 处理后的细胞，脂质 ROS 水平显著增加（图 3.5F）。这些结果表明，EB 诱导了肝癌细胞的铁死亡过程。

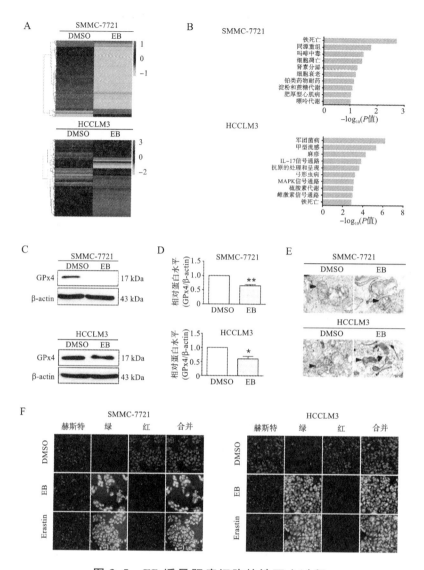

图 3.5　EB 诱导肝癌细胞的铁死亡过程

A. 与对照组相比,肝癌细胞 SMMC-7721 和 HCCLM3 在 EB(终浓度为 24 μM)处理 48 h 后基因表达的差异。

B. SMMC-7721 和 HCCLM3 的 KEGG 富集分析结果。柱形图显示基于倍数富集度排名前 10 或 12 的生物学过程。

C、D. 用 EB(终浓度为 24 μM)处理 48 h 后,SMMC-7721 和 HCCLM3 细胞中 GPx4 的 Western blot 结果。

E. 用 EB(终浓度为 24 μM)处理 48 h 后,SMMC-7721 和 HCCLM3 的电镜结果。

F. 利用 BODIPY 581/591 C11 检测 EB 诱导的 SMMC-7721 和 HCCLM3 内脂质 ROS 水平。Erastin 处理组作为阳性对照组。

所有数据均以平均值±SD 表示,显著性差异通过 t 检验来计算。*代表 $P<0.05$,**代表 $P<0.01$,***代表 $P<0.001$,$P<0.05$ 被认为有统计学意义。

(七)血红素加氧酶-1(HO-1)参与 EB 诱导的内质网氧化应激

有参转录组测序结果提示,参与铁死亡的相关信号通路中,HO-1 的表达显著上调。为了验证这个结果,我们用 qRT-PCR 和 Western blot 检测 HO-1 的 mRNA 和蛋白表达。结果显示,EB 能显著增加 HO-1 的 mRNA 和蛋白表达(图 3.6 A~C)。SMMC-7721 和 HCCLM3 用 ROS 抑制剂 N-乙酰半胱氨酸(NAC)、铁死亡抑制剂 ferrostatin-1(Ferr-1)、铁螯合剂 deferoxamine(DFO)或 HO-1 抑制剂 Znpp 预处理 1 h,然后用 EB 继续培养 24 h,这些抑制剂可部分逆转由 EB 引起的细胞活力下降(图 3.6D)。4-苯基丁酸(4-PBA)是一种内质网氧化应激抑制剂,可以逆转 EB 引起的 SMMC-7721 和 HCCLM3 细胞活力下降(图 3.6E)。有文献报道,HO-1 可以参与内质网氧化应激。用 EB 处理可以明显增加内质网氧化应激相关蛋白的表达,包括 GRP78、IRE1α、CHOP、ATF-6α 和 Bip(图 3.6F)。用 Znpp 预处理可以逆转 EB 诱导的内质网氧化应激相关蛋白的表达增加(图 3.6G)。在 PDX 模型中,EB 可以减少铁死亡相关蛋白 GPx4 的表达,增加 HO-1 的表达(图 S3C)。总之,这些结果表明,HO-1、铁死亡、内质网氧化应激参与 EB 诱导的细胞死亡。

(八)EB 通过 ROS-ER-JNK 信号通路抑制肝癌细胞迁移

我们使用 DFO 和 Ferr-1 来探究 EB 对肝癌细胞迁移的影响。研究结果发现:DFO 和 Ferr-1 不能逆转 EB 引起的细胞迁移抑制作用(图 3.7A)。然而,NAC 和 4-PBA 逆转了 EB 引起的细胞迁移抑制作用(图 3.7B、图 3.7C 和图 S2A、图 S2B)。这些结果表明,EB 对细胞迁移的影响机制与 ROS 和内质网氧化应激有关,而与铁死亡机制没有关系。

MAPK 信号通路是经典的 ROS 和内质网氧化应激反应的下游信号通路。因此,我们使用 JNK 信号通路抑制剂 SP600125、p38MAPK 信号通路抑制剂 SB203580 和 MEK1/2 抑制剂 U0126 处理细胞。研究结果发现,使用 JNK 信号通路抑制剂 SP600125 显著逆转了 EB 对细胞迁移的抑制作用(图 3.7D 和图 S2C)。

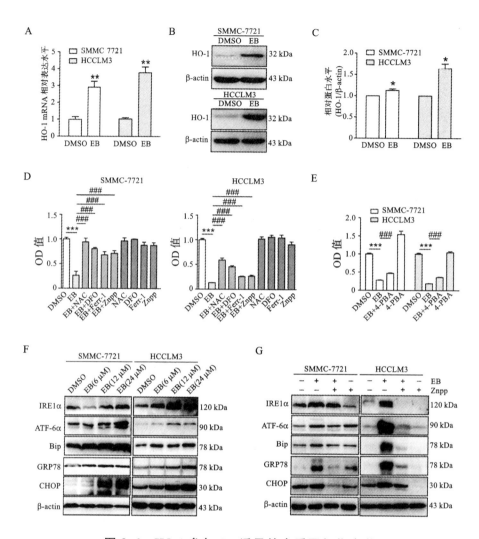

图 3.6 HO-1 参与 EB 诱导的内质网氧化应激

A. 用 qRT-PCR 检测 HO-1 mRNA 的相对表达水平。

B. 用 Western blot 检测 HO-1 蛋白的相对表达水平。

C. 为 B 图的统计分析结果。

D. ROS 抑制剂 NAC、铁死亡抑制剂 Ferr-1、铁螯合剂 DFO 和 HO-1 抑制剂 Znpp 处理后,通过 CCK8 检测分析细胞活力,$n=6$。

E. 细胞用内质网氧化应激抑制剂 4-PBA 处理后,通过 CCK8 检测分析细胞活力,$n=6$。

F. Western blot 检测 SMMC-7721 和 HCCLM3 的内质网氧化应激相关蛋白 GRP78、IRE1α、CHOP、ATF-6α 和 Bip 的表达水平。

G. Western blot 检测 HO-1 抑制剂 Znpp 处理后的内质网氧化应激相关蛋白的表达水平。

所有数据均以平均值±SD 表示,显著性差异通过 t 检验来计算。*代表 $P<0.05$,**代表 $P<0.01$,***代表 $P<0.001$,###代表 $P<0.001$,$P<0.05$ 被认为有统计学意义。

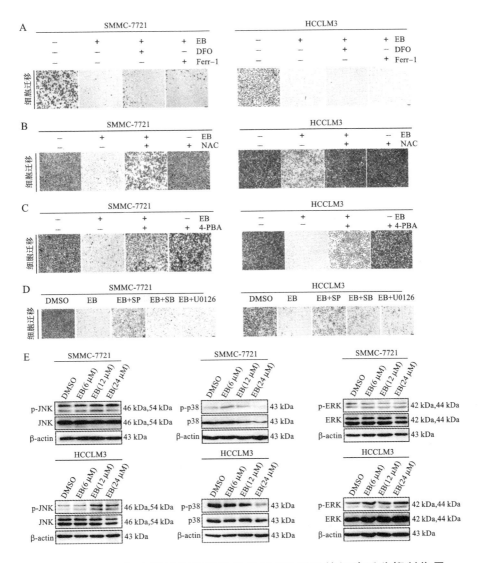

图 3.7　ROS 和内质网氧化应激参与了 EB 诱导的细胞迁移抑制作用

A. 通过 Transwell 细胞迁移实验检测 DFO 和 Ferr-1 对 EB 诱导的 SMMC-7721 和 HCCLM3 细胞迁移抑制作用的影响。

B. NAC 对 EB 诱导的 SMMC-7721 和 HCCLM3 细胞迁移抑制作用的影响。

C. 4-PBA 对 EB 诱导的 SMMC-7721 和 HCCLM3 细胞迁移抑制作用的影响。

D. JNK 信号通路抑制剂 SP600125、p38MAPK 信号通路抑制剂 SB203580 和 MEK1/2 抑制剂 U0126 对 EB 诱导的 SMMC-7721 和 HCCLM3 细胞迁移抑制作用的影响。

E. Western blot 检测 SMMC-7721 和 HCCLM3 细胞中 MAPK(p38、JNK 和 ERK)蛋白水平。

Western blot 结果显示，在 EB 处理后，SMMC-7721 和 HCCLM3 中 p-JNK 的表达水平显著增加（图 3.7E）。然后我们用相应的抑制剂验证了 ROS-ER-JNK 信号通路参与 EB 诱导肝癌细胞死亡过程。Western blot 结果显示，NAC 与 EB 共孵化完全逆转了 EB 诱导的内质网氧化应激相关蛋白表达水平的增加（图 3.8A）。内质网氧化应激抑制剂 4-PBA 对 ER 诱导的 JNK 信号通路激活产生类似的抑制作用（图 3.8B）。这些研究结果均表明，EB 通过 ROS-ER-JNK 信号通路抑制了肝癌细胞迁移（图 3.8C）。

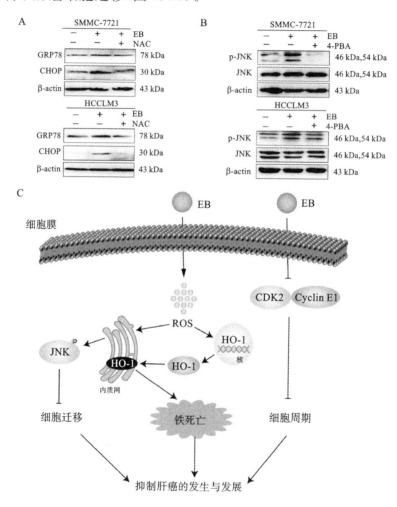

图 3.8　EB 通过 ROS-ER-JNK 信号通路抑制肝癌细胞迁移

A. Western blot 结果显示 NAC 对 EB 处理的 SMMC-7721 和 HCCLM3 的内质网氧化应激相关蛋白（GRP78 和 CHOP）表达的影响。

B. Western blot 结果显示 4-PBA 对 EB 处理的 SMMC-7721 和 HCCLM3 的 JNK 表达的影响。

C. EB 通过诱导铁死亡和阻断细胞周期来抑制肝癌的发生与发展。

补充数据:

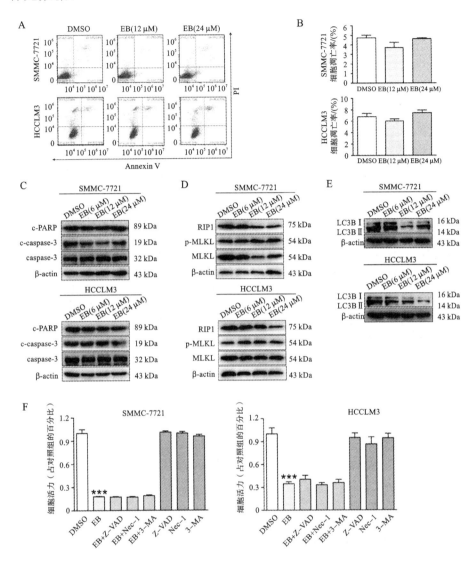

图 S1 EB 对肝癌细胞的细胞凋亡、细胞坏死和自噬无显著诱导作用

A. Annexin V/PI 双标记法分析细胞凋亡。

B. EB 处理 SMMC-7721 和 HCCLM3 后的细胞凋亡率。

C. Western blot 检测细胞凋亡相关蛋白 c-PARP、c-caspase-3 和 caspase-3 的结果。β-actin 作为内参。

D. Western blot 检测细胞坏死相关蛋白 RIP1、p-MLKL 和 MLKL 的结果。β-actin 作为内参。

E. Western blot 检测自噬相关蛋白 LC3B I 和 LC3B II。β-actin 作为内参。

F. CCK8 检测分析细胞活力。

所有数据以平均值±SD 表示。*代表 $P<0.05$,**代表 $P<0.01$,***代表 $P<0.001$。$P<0.05$ 被认为有统计学意义。

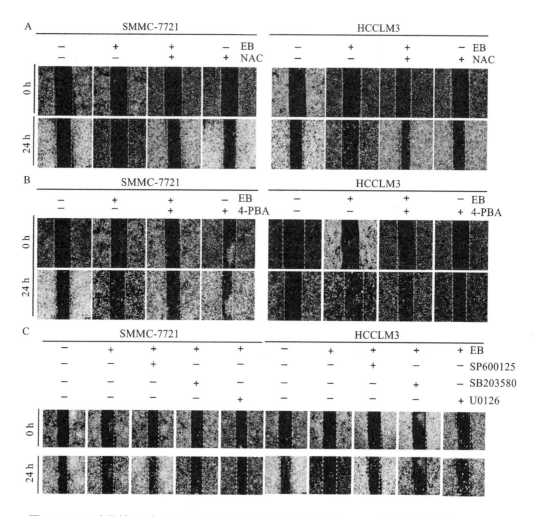

图 S2　EB 诱导的细胞迁移抑制作用可被 ROS 抑制剂 NAC、内质网氧化应激抑制剂
4-PBA 和 JNK 信号通路抑制剂 SP600125 逆转

A. ROS 抑制剂 NAC 对 EB 诱导的 SMMC-7721 和 HCCLM3 细胞迁移抑制作用的影响。

B. 内质网氧化应激抑制剂 4-PBA 对 EB 诱导的 SMMC-7721 和 HCCLM3 细胞迁移抑制作用的影响。

C. JNK 信号通路抑制剂 SP600125、p38MAPK 信号通路抑制剂 SB203580 和 MEK1/2 抑制剂 U0126 对 EB 诱导的 SMMC-7721 和 HCCLM3 细胞迁移抑制作用的影响。

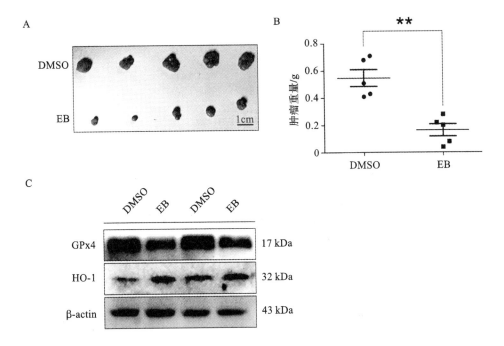

图 S3　EB 抑制肿瘤生长并诱导 PDX 模型发生铁死亡

A. 5 对裸鼠取材的肿瘤照片。

B. 裸鼠肿瘤的重量。

C. Western blot 检测 GPx4 和 HO-1 蛋白的表达水平。

四、结论

　　野马追内酯 A（EA）和野马追内酯 B（EB）为中药野马追的主要成分，通过本研究可揭示野马追内酯 A 和野马追内酯 B 在抗肝癌方面的作用并能挖掘其作用靶点。因此，野马追内酯 A 和野马追内酯 B 可作为一种非常有潜力的可开发的小分子药物用于肝癌的治疗，本课题组研究数据是野马追内酯 A 和野马追内酯 B 临床前研究的重要基础。

　　同时，野马追作为道地药材，开发其新的临床功效，是促进地方经济发展的重要手段。未来本课题组将与医药企业合作进一步开发野马追，从基础研究到应用研究，多渠道开发道地药材，推动我国中医药传承创新发展。

第四章
野马追内酯 A 在制备抗血管生成类药物中的应用

糖尿病在全球的患病率很高,且处于快速增长阶段。据国际糖尿病联盟统计,2013 年全球有 3.82 亿例糖尿病患者,中国是全球 20～79 岁糖尿病患者最多的国家,达 9800 万例。糖尿病视网膜病变因国家、地区、种族而异,发展中国家较发达国家患病率低。

糖尿病视网膜病变(diabetic retinopathy,DR)是常见的糖尿病慢性并发症之一,是由糖尿病导致的视网膜微血管损害所引起的一系列典型病变,是一种影响视力甚至致盲的慢性进行性疾病。在许多国家,糖尿病视网膜病变是成年人中可预防性失明的最常见的原因。来自我国的研究显示,中国糖尿病人群糖尿病视网膜病变患病率为 23%,增生性糖尿病视网膜病变患病率为 2.8%,非增生性糖尿病视网膜病变患病率为 19.1%;农村高于城市,北方地区高于南方地区和东部地区。糖尿病视网膜病变的确切机制不详,一般认为其与视网膜微血管损伤有关。糖尿病患者机体长期处于高血糖状态会造成微血管病变,最先损害毛细血管网。其病理过程如下:毛细血管基底膜增厚→周细胞损害(醛糖还原酶在胞体内积存)→内皮细胞损害→微血管瘤形成→毛细血管闭塞→组织缺氧→毛细血管闭塞加重→新生血管形成,此时视网膜新生血管形成,它沿着视网膜内表面生长并进入玻璃体,进而牵引视网膜脱离,严重者可能引起新生血管性青光眼,导致永久性视力丧失。

目前针对糖尿病视网膜病变的治疗以视网膜激光光凝治疗、抗血管内皮生长因子(vascular endothelial growth factor,VEGF)药物治疗、激素治疗和手术治疗为主。然而,临床尚不明确视网膜新生血管的具体形成机制,也未探寻出特效治疗方法。在此种形势下,为充分降低 DR 患者的致残率,充分促进其生活质量的提高,对 DR 新生血管形成的治疗现状展开研究意义重大。

PI3K/Akt 信号通路是机体维持正常生理功能重要的调控机制之一,参与体内新陈代谢、炎症反应及细胞增生等生物学过程。近年来,很多研究发现 PI3K/Akt 信号通路通过调控视网膜新生血管生成、胰岛素抵抗、氧化应激、视网膜神经损伤及炎症反应,参与糖尿病视网膜病变的发生与发展。通过对 PI3K/Akt 信号通路的调控,可以减少视网膜新生血管生成、减轻炎症反应、控制胰岛素抵抗、对抗视网膜神经损伤和氧化应激,从而对糖尿病视网膜病变起到防治作用。

野马追是菊科泽兰属植物轮叶泽兰的全草,主要产于江苏、甘肃、山东、湖南等地。野马追具有化痰止咳、清热解毒、利尿消肿、降压的功能,临床常用于治疗慢性支气管炎、高血压,枝叶入药有解表祛湿、化湿和中之效,用于劳伤咳嗽、吐血咳血以及淋浊带下、无名肿痛等。已有研究显示,野马追提取物具有抗炎、抗肿瘤、治疗心血管疾病等作用,但野马追提取物对人脐静脉内皮细胞和糖尿病视网膜病变的影响尚未有研究报道,本研究通过研究野马追提取物对人脐静脉内皮细胞增殖和迁移的影响,可为糖尿病视网膜病变治疗提供新的思路。

一、部分实验仪器和材料

本章研究所用的部分实验仪器和材料分别列于表 4.1、表 4.2。

表 4.1 部分实验仪器列表

序号	仪器名称	型号	生产公司
1	超净工作台	SW-CJ-2FD	苏州安泰空气技术有限公司
2	纯水仪	Master-E	上海和泰仪器有限公司
3	电子天平	AR1530	上海志荣电子科技有限公司
4	细胞培养箱	MCO-15AC	三洋贸易株式会社
5	高速离心机	H-1850	湖南湘仪实验室仪器开发有限公司

序号	仪器名称	型号	生产公司
6	隔水式电热恒温箱	ZXGP-B2080	上海智城分析仪器制造有限公司
7	烘箱(电热恒温鼓风干燥箱)	DHG-9240	上海浦东荣丰科学仪器有限公司
8	立式压力蒸汽灭菌锅	LX-C50L	合肥华泰医疗设备有限公司
9	酶标分析仪	DNM-9602A	北京普朗新技术有限公司
10	普通冰箱	BCD-185FM	美的集团股份有限公司
11	手持式匀浆器	F6	—
12	双门超低温冰箱	DW-H	中科美菱低温科技股份有限公司
13	台式微量高速冷冻离心机	Fresco 17	Thermo Fisher Scientific
14	微型离心机	Mini-6K	杭州奥盛仪器有限公司
15	涡旋混合器	小舞灵	IKA
16	涡旋振荡器	MS 3 basic	IKA
17	倒置显微镜	DMi8	Leica
18	液氮罐	YDS-20	成都钧乔科技有限公司

表4.2　部分实验试剂及耗材列表

序号	试剂耗材名称	品牌
1	24孔板	甄选
2	4%多聚甲醛	碧云天
3	5/10/15/50 mL EP管	Biosharp
4	96孔板	甄选
5	细胞计数试剂盒(CCK8)	Dojindo Laboratories
6	DMEM/F10培养基	Gibco
7	二甲基亚砜(DMSO)	Solarbio
8	PBS粉末	碧云天
9	Transwell嵌套	Corning
10	封口膜	Millipore
11	结晶紫	碧云天
12	乙醇	川东化工
13	6孔板	甄选
14	青霉素/链霉素	碧云天
15	胎牛血清(FBS)	Gibco

序号	试剂耗材名称	品牌
16	梯度降温盒	Thermo Fisher Scientific
17	脱脂棉球	海氏海诺
18	细胞培养瓶	甄选
19	胰酶(细胞消化液)	碧云天
20	载玻片	碧云天
21	鸡蛋	农场购买

二、实验方法

(一)细胞培养

人脐静脉内皮细胞(HUVEC)由三峡库区道地药材开发利用重庆市重点实验室提供,野马追内酯 A(EA)购于成都曼思特生物科技有限公司。HUVEC 在 DMEM 培养基中培养。基础培养基均补充 10%的 FBS 以及 1%的青霉素/链霉素(P/S)。在标准条件下进行培养,即在 37 ℃、5% CO_2 的细胞培养箱中培养。

1. 细胞系建立

建立人脐静脉内皮细胞(HUVEC)系。

2. 细胞传代

取处于对数生长期的肝癌细胞,弃掉旧培养基,用无菌 PBS 缓冲溶液清洗 2～3次,加入适量胰酶消化,在显微镜下观察消化程度。加入 2 mL 含 10%FBS 的 DMEM 培养基结束消化过程,吸取培养基轻缓吹散细胞,并将其转移至离心管中,1000 r/min 离心 5 min。弃掉上清液,加入新鲜培养基重悬细胞,按照比例分装至 25 cm^2 细胞培养瓶中。将传好代的细胞放入 5% CO_2、37 ℃的细胞培养箱中培养。

3. 细胞换液

显微镜观察细胞状态后,弃掉旧的培养基,加入 2 mL 无菌 PBS 缓冲溶液清洗 2～3次,加入新鲜培养基,放入细胞培养箱中继续培养。

4. 细胞铺板

操作步骤同细胞传代,于离心重悬后将细胞悬液铺到不同规格的细胞培养板(6孔板、24孔板、96孔板)内继续培养。

5. 细胞冻存

配制冻存液(二甲基亚砜(DMSO)与胎牛血清(FBS)的比例为1:9),操作步骤同细胞传代,离心弃上清液后加入冻存液重悬细胞沉淀,转入冻存管内,放置于细胞冻存盒中,然后转入液氮罐。

6. 细胞复苏

提前开启恒温水浴锅。离心管中加入适量新鲜培养基。从液氮罐中拿出复苏细胞,放于水浴锅中融化后迅速转移到已加入培养基的离心管中,1000 r/min离心5 min,离心后弃掉上清液,加入培养基重悬后转入细胞培养瓶中继续培养。

(二)显微镜观察

将处于对数生长期的人脐静脉内皮细胞(HUVEC)接种于6孔板内,每孔 5×10^5 个细胞,然后在每孔加入2 mL细胞培养基,放入37 ℃、5% CO_2 的细胞培养箱中孵育24 h。分别用含10 μM、20 μM、30 μM EA的HUVEC细胞专用培养基处理实验组细胞,用含0.1% DMSO的HUVEC细胞专用培养基(含有1%内皮细胞生长因子、5%FBS)处理对照组细胞。处理48 h后用倒置显微镜拍照,用Image J软件统计数据。

(三)CCK8检测

CCK8检测是用于测定细胞增殖或细胞毒性实验中活细胞数目的一种具有高灵敏度、无放射性的比色检测法,CCK8被细胞内脱氢酶还原生成的橙色甲瓒染料能够溶解在组织培养基中,生成的甲瓒量与活细胞数量成正比。通过CCK8检测,将人脐静脉内皮细胞培养至密度为90%左右,进行细胞计数,按实验分组分别接种于96孔板中,每孔的细胞数为 5×10^3 个,每组设6个重复孔,接种后置于37 ℃、5% CO_2 细胞培养箱中培养24 h。分别在给药组中加入终浓度为 10 μM、20 μM、30 μM 的 EA，培养 24 h、48 h 和 72 h 后，向每孔中加入 10 μL CCK8 溶液，置于 37 ℃ 细胞培养箱中孵育 4 h，在酶标分析仪上测定其在 450 nm 处 OD 值。

（四）Transwell 细胞迁移实验

在 Transwell 上层小室加入 200 μL 调整好浓度的人脐静脉内皮细胞悬液，分为 4 组：正常对照组（CTL）、野马追中剂量组（10 μM）、野马追低剂量组（20 μM）、野马追高剂量组（30 μM），培养 24～48 h，用镊子取出 Transwell 小室进行染色。吸干上清液，移入预先添加甲醇的孔中，室温固定 15 min，再移入添加结晶紫溶液的孔中，染色 15 min。将 Transwell 小室从结晶紫溶液中取出，用去离子水洗去结晶紫溶液。吸去 Transwell 小室中残余的水，用棉签擦去 Transwell 小室上层未穿膜细胞，显微镜下观察 Transwell 小室下层细胞穿膜的情况，每个小室随机选择 5 个视野拍摄计数。

（五）有参转录组测序

用 EA 处理人脐静脉内皮细胞，用 TRNzol 裂解液裂解细胞，样品保存于 −80 ℃，委托深圳华大基因股份有限公司进行有参转录组测序，样品经过 RNA 抽提、纯化、建库之后，基于 BGISEQ 测序平台，对文库进行双末端测序。对原始数据进行过滤，用过滤后得到的高质量序列比对人源参考基因组。根据比对结果，计算每个基因的表达量，进而对样品进行表达差异分析、富集分析和聚类分析。具体分析如下。

1. 数据过滤

测序得到的原始数据（raw data）使用 SOAPnuke（v1.5.6）进行过滤，过滤掉：①包含接头的片段（reads）；②未知碱基 N 含量大于 5% 的片段；③低质量的片段（质量值低于 15 的碱基占该片段总碱基数的比例大于 20% 的片段为低质量的片段），得到干净数据（clean data）。后续使用 Dr. Tom 多组学数据挖掘系统（https://biosys.bgi.com）进行数据分析、绘图及挖掘。

2. 差异基因分析

使用 Bowtie2（v2.3.4.3）将 clean data 比对到参考基因集上。该参考基因集由 Dr. Tom 多组学数据挖掘系统提供。使用 RSEM(v1.3.1)进行基因表达定量,并使用 pheatmap(v1.0.8)绘制基因在不同样本中的表达量聚类热图。使用 DESeq2(v1.4.5)(或 DEGseq、PoissonDis)进行差异基因检测,条件为 Q 值 ≤0.05 或 FDR≤0.001。

3. KEGG 及 GO 富集分析

为进一步探索与表型变化相关的基因功能,我们基于超几何检验,使用 Phyper(https://en. wikipedia. org/wiki/Hypergeometric _ distribution)对差异基因进行 GO (http://www. geneontology. org/)及 KEGG (https://www. kegg.jp/)富集分析,以 Q 值≤0.05 为阈值,满足此条件的定义为在候选基因中显著富集。

(六)鸡胚绒毛尿囊膜血管生成实验

鸡胚绒毛尿囊膜(CAM)是胚龄 4~5 日时,由绒毛膜体壁中胚层和尿囊膜脏层中胚层融合而成,是一种高度血管化、无神经支配的胚胎外膜,同时 CAM 也是一种天然的免疫去缺陷宿主。利用孵化的鸡胚绒毛尿囊膜系统完整、清晰和透明的特点,将定量药物直接与鸡胚绒毛尿囊膜接触,作用规定时间之后观察鸡胚绒毛尿囊膜毒性效应指标(如出血、凝血和血管形态)的变化,给予评分用于评估药物的血管抑制性。鸡胚消毒洗净后置于 5% CO_2 的培养箱中,在 (37.8±0.5) ℃,相对湿度 60%~70%环境中孵育,在此期间每日翻蛋 2 次并用照卵灯检查鸡胚发育情况,随时淘汰发育不良的鸡胚。选取无菌硅胶环作为给药载体,以生理盐水为阴性对照,将 EA(10 μM、20 μM、30 μM)分别作用于 7 日龄鸡胚绒毛尿囊膜,加药 48 h 后用 4%多聚甲醛固定,以给药载体为中心完整剪下 CAM,置于蒸馏水中展开,平铺于载玻片上阴干。通过对比一级、二级血管变化,初步评价 EA 对血管的抑制作用。

三、实验结果

(一)显微镜下观察 EA 对人脐静脉内皮细胞生长的抑制作用

显微镜观察结果见图 4.1,由结果可知,与对照组(CTL)相比 EA 对人脐静脉内皮细胞的生长有抑制作用,且抑制作用均随着 EA 浓度的增加而增大。

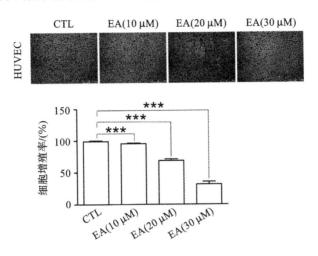

图 4.1 显微镜下观察 EA 对人脐静脉内皮细胞生长的影响

(二) CCK8 检测 EA 对人脐静脉内皮细胞生长的抑制作用

图 4.2 是 EA 对人脐静脉内皮细胞生长的抑制作用测试结果图。细胞生长抑制率 =(对照组 OD 值 - 实验组 OD 值)/对照组 OD 值 $\times 100\%$。用 SPSS 15.0 软件进行统计学分析,其中,两组间的均数比较采用 t 检验,结果如图 4.2 所示,可知,EA 对人脐静脉内皮细胞的生长有抑制作用,且抑制作用均随着 EA 浓度的增加而增大。

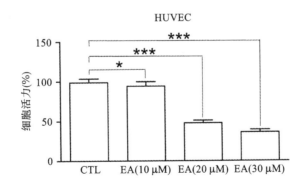

图 4.2 CCK8 检测 EA 对人脐静脉内皮细胞生长的影响

(三) EA 对人脐静脉内皮细胞迁移的抑制作用

结果如图 4.3 所示,EA 对人脐静脉内皮细胞的迁移有抑制作用,且抑制作用随着 EA 浓度的增加而增大。

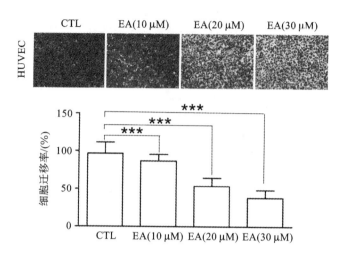

图 4.3 Transwell 细胞迁移实验检测 EA 对人脐静脉内皮细胞迁移的影响

（四）EA 对人脐静脉内皮细胞信号通路的影响

结果如图 4.4 所示。图 4.4A 为 EA 对人脐静脉内皮细胞有参转录组测序结果图，由结果可知，EA 对 PI3K/Akt 信号通路有影响。图 4.4B 为 EA 对人脐静脉内皮细胞 Akt3 基因表达量结果图，由结果可知，EA 处理后，Akt3 表达量显著下降。

（五）EA 对鸡胚绒毛尿囊膜血管生成的抑制作用

结果如图 4.5 所示，加药组血管长势明显受抑制，管径明显较细，血管数量显著减少，脉络微浊，且血管破裂现象明显；生理盐水对照组血管分支较多，脉络相对清晰，说明 EA 可抑制鸡胚绒毛尿囊膜血管生成，且随药物浓度的增加血管管径变细、血管密度减小。

四、结论

EA 可能通过 PI3K/Akt 信号通路抑制人脐静脉内皮细胞的增殖和迁移，可为糖尿病视网膜病变治疗提供新思路。

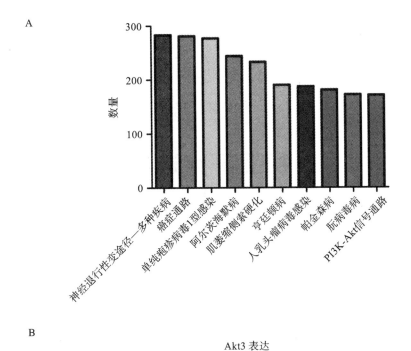

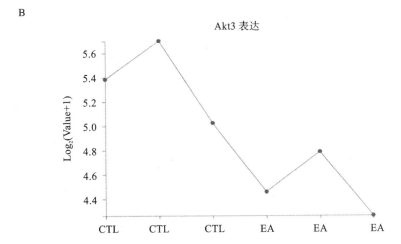

图 4.4 有参转录组测序检测 EA 对人脐静脉内皮细胞信号通路的影响

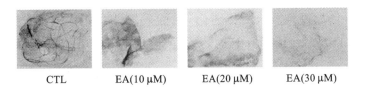

图 4.5 鸡胚绒毛尿囊膜血管生成实验检测 EA 对鸡胚绒毛尿囊膜血管的影响

第五章

相关研究进展

一、肝癌治疗药物研究进展

中国素有"肝癌大国"之称,肝癌的新增病例和死亡人数均居世界首位。世界卫生组织估算,肝癌发病率位于全球第五,是我国因肿瘤导致死亡的第二大致死原因。肝癌指发生于肝脏的恶性肿瘤,包括原发性肝癌和转移性肝癌两种,一般多是原发性肝癌。原发性肝癌主要包括肝细胞癌(HCC)、肝内胆管癌(ICC)和 HCC-ICC 混合型三种不同病理类型,三者在发病机制、生物学行为、组织学形态、治疗方法以及预后等方面差异较大,其中肝细胞癌占 85% 以上,恶性程度高,浸润和转移性强。肝癌的发生与发展是一个多阶段、多因素协同的过程,是伴随多个癌基因和相关基因参与、多个基因发生突变的结果。目前认为导致肝癌发生的主要相关因素为肝炎病毒、黄曲霉毒素和饮用水污染。其中肝炎病毒(多为乙型肝炎病毒和丙型肝炎病毒)和肝硬化与肝癌的发生密不可分,肝炎病毒可引起急/慢性肝炎、肝硬化,在促癌因素的参与下,最后发生、发展为肝癌。其发病过程多为急性肝炎→慢性肝炎→肝硬化→肝癌。黄曲霉毒素 B1仅 10 μg 就可诱发动物发生肝癌,被认为是最强的动物致癌剂。饮用水中的某些有机物,如多氯联苯以及一些藻类物质多为致癌物质,流行病学调查发现饮用窖沟水的肝癌患者的死亡率明显高于饮用井水的患者。此外,酗酒、遗传因素、营养不良、吸烟等均有一定的影响。在肝癌发生与发展过程中,除各种危险因素单独作用之外,还存在着协同作用,进而增加了肝癌的发病风险。目前,肝癌的治疗手段有手术治疗、放射治疗、化学药物治疗、生物治疗等。其中,手术治疗是应对肝癌的首选治疗方式,同时也是应对肝癌最为有效的一种治疗方法。肝癌患者在经过全面的检查诊断之后可以通过姑息性肝切除手术,或者根治性肝切除手术等不同的手术治疗方案来治疗肝癌。放射治疗即放疗,是通过一种物理的手段,通过射线对肿瘤进行局部的消杀,使肿瘤细胞得到局部控制。化学药物治疗即化疗,通过药物对全身的肿瘤细胞进行治疗,化疗也是肿瘤治疗中比较重要的治疗手段。生物治疗包括基因治疗、靶向治疗、肿瘤疫苗等。其中靶向治疗比化疗更为有效、副作用更小,是非常有前景的一种肿瘤治疗方法。手术治疗是原发性肝癌最有效的治疗方法,但由于原发性肝癌起病隐匿,早期无症状或症状不明显,确诊时大多数患者已经进展到中晚期或发生肿瘤细胞远处转移,失去手术机会,因此,药物在肝癌治疗中发挥着重要作用。肝癌治疗药物包括传统的细胞毒性药物和分子靶向药物,传统的细胞毒性药物包括阿霉素、氟尿嘧啶、顺铂等,在肝癌治疗中的单药或传统联合用药有效率均不高,且毒副作用大。分子靶向治疗以肿瘤发生和发展过程中过度表达的关键大分子为靶点,选择特异性的拮抗药,阻断肿瘤细胞信号通路,抑制肿瘤的生成、发展和转移,从而发挥抗肿瘤作用。常用的分子靶向药物包括索拉非尼、贝伐珠单抗、布立尼布(brivanib)、舒尼替尼等。索拉非尼是目前获得中国国家市场监督管理总局和美国食品药品监督管理局批准治疗原发性肝癌的靶向药物,但索拉非尼仅对部分患者有效,其毒副作用相对较大、价格昂贵,因此,寻找新型的分子靶向药物具有重要的临床意义。

中医药是中华民族文化的瑰宝,在长期的疾病治疗实践中,具备独有的抗肿瘤特色,包括多成分、多靶点、毒副作用低、不易产生耐药性、安全有效等。随着研究的深入,具有控制和杀灭肿瘤细胞作用的中药有效成分或中药提取物慢慢得到明确,主要包括萜类化合物、挥发油、甾体类化合物、黄酮类化合物等,其中关键的有效成分为黄酮类化合物、萜类化合物、甾体类化合物等。各类中药成分的作用在肿瘤的各个阶段主要体现在以下方面:①提高机体免疫活性,降低肿瘤细胞的免疫抑制作用,抑制肿瘤细胞生长;②调节特定信号通路,抑制肿瘤细胞增殖,促进其凋亡与自噬;③抑制肿瘤血管生成;④抑制肿瘤细胞侵袭和转移;⑤诱导肿瘤细胞周期停滞,促进其凋亡。中医药防治肝癌在肝癌的联合治疗中扮演着重要的角色,其不仅仅能够减毒增效,而且已经成为一种主要手段,包括中药复方联合靶向药物、中药制剂联合靶向药物(中药注射液联合靶向药物、中药口服剂联合靶向药物)、中医药外治联合靶向药物。中药复方联合靶向药物治疗原发性肝癌具有一定的疗效,临床治疗中加减中医药经典名方和经验方得到了较好的结果。韩光明应用柴胡鳖甲汤联合索拉非尼治疗晚期原发性肝癌 29 例,显示临床疗效显著优于单用西药组,且能改善患者预后,晚期介入治疗联合应用中药也能明显改善患者预后。陆颖与齐艳应用榄香烯注射液联合索拉非尼治疗肝癌,能明显改善患者肝功能指标,联合用药组不良反应发生率为 7.5%,明显低于单用西药组(12.5%)。肝动脉介入化疗栓塞术是肝癌的有效治疗方式之一,通过阻断供血动脉促使肿瘤局部坏死。潘静洁等应用肝动脉介入化疗栓塞术和黄连素片联合索拉非尼的总有效率(75.41%)明显高于单用西药组总有效率(62.97%),且能明显降低血清中血管内皮生长因子含量和术后不良反应的发生率。靶向药物的常见不良反应有手足综合征、红斑、肿胀等,影响患者的生活质量。陈美丽等应用金银花治疗服用索拉非尼后并发水疱患者的总有效率为 91.3%,效果明显,且能缩短水疱愈合时间。

　　靶向药物对于肝癌的治疗具有明显的疗效,临床应用广泛、安全,效果明显,提高了患者的生存率和生活质量,但所带来的不良反应也不容忽视,同时靶向药物费用高昂,也造成了部分患者放弃治疗。因此,中医药联合治疗是提高肝癌临床疗效的重要途径。

二、野马追研究进展

(一)野马追中药的来源及产地

　　野马追是菊科植物轮叶泽兰(*Eupatorium lindleyanum* DC.)的干燥地上部分,又名白鼓钉(《江苏南部种子植物手册》)、毛泽兰(《内蒙古植物志》)等。野马追是江苏的特产中药材,多为野生,有少量栽培。除新疆外全国各地均有分布,1977 年野马追被列入《中华人民共和国药典》。野马追自古以来就被认为是一种民间草药,此药治疗疾病的历史可以追溯到战国时期,当时因为一匹马找到了此药,让原本咳喘不止的战马和士兵得到了治疗,后来为了纪念这种"救命草",故称为野马追。

轮叶泽兰的形态特征如下:多年生草本,高1~2 m。根茎短。茎上部分枝,淡褐色或带紫色,散生紫色斑点,被柔毛,幼时尤其密。叶对生,全裂成3小叶状,裂片披针形,边缘有不规则齿裂,两面有毛,下面有腺点,基出3脉;无叶柄。头状花序排成伞状;总苞钟状,总苞片9;管状花5朵,淡紫色。瘦果有腺点,无毛。花果期8—11月。生于湿润山坡、草地、溪旁。野马追味苦、性平,归肺经,具有治疗呼吸系统疾病的作用,主治痰多咳嗽气喘、支气管炎、高血压等。

临床上应用的野马追制剂品种有片剂、颗粒剂、糖浆剂等。近年来,随着野马追的化学成分及药理活性等方面研究的开展,人们发现其活性成分丰富,在抗肿瘤、抗炎、治疗呼吸系统及心血管系统疾病等方面具有重要的药用价值。

(二)野马追活性成分

目前,国内外对中药野马追的化学成分已有较为系统的研究,发现野马追中化学成分主要包括萜类化合物、黄酮类化合物、甾体类、挥发油、有机酸类、氨基酸与微量元素等。

1. 萜类化合物

萜类化合物是野马追最重要的活性成分,具有抗炎、抗病毒、抗癌等活性,包括倍半萜类化合物、二萜类化合物以及三萜类化合物。野马追中的倍半萜类化合物较多,大体可以分为愈创木烷型倍半萜、吉玛烷型倍半萜、杜松烷型倍半萜、桉烷型倍半萜四类,并以吉玛烷型倍半萜和愈创木烷型倍半萜居多。如表5.1所示。

目前已经报道的从轮叶泽兰中分离鉴定的二萜类化合物不多。目前已经报道的三萜类化合物有蒲公英甾醇乙酸酯(taraxasteryl acetate)、表木栓醇(friedelan-3β-ol)、羽扇豆醇(lupeol)等。

表 5.1　野马追倍半萜类化合物

编号	发现年份及人员	得到化合物	作　用
1	1979 年,Ito 等	4 个吉玛烷型倍半萜类	对人体鼻咽癌细胞具有细胞毒活性
2	2004 年,Huo 等	13 个愈创木烷型倍半萜内酯类、7 个吉玛烷型倍半萜内酯类和 1 个桉烷型倍半萜内酯类	—
3	2005 年,杨念云等	吉玛烷型倍半萜内酯类	野马追内酯 A 可以抑制细胞内 Trx R 的活性,从而诱导肿瘤细胞内 ROS 的积累,进而促使肿瘤细胞发生凋亡
4	2006 年,Huo 等	吉玛烷型倍半萜内酯类	对人肺癌细胞株 A-549 的增殖具有明显的抑制作用
5	2007 年,Yang 等	吉玛烷型倍半萜内酯类	对人肺癌细胞株 A-549、胃腺癌细胞株 BGC-823、肝癌细胞株 SMMC-7721 以及白血病细胞株 HL-60 的生长有抑制作用
6	2008 年,Ye 等	杜松烷型倍半萜内酯类	—
7	2010 年,Yang 等	3 个倍半萜内酯类	—
8	2012 年,Yan 等	倍半萜内酯类	—

续表

编号	发现年份及人员	得到化合物	作 用
9	2012年，吴双庆等	吉玛烷型倍半萜内酯类	Eupalinolide J 对肿瘤细胞的 STAT3 具有明显的抑制作用,同时对三阴性乳腺癌细胞具有潜在的细胞毒作用
10	2016年，Yang 等	吉玛烷型倍半萜内酯类	通过阻滞细胞周期于 G2/M 期、阻断 Akt 通路、诱导依赖 caspase 的细胞凋亡来抑制人乳腺癌细胞 MDA-MB-468 的生长
11	2017年，仲欢欢等	吉玛烷型倍半萜内酯类	—
12	2018年，Tian 等	倍半萜内酯类	通过激活自噬,从内源性和外源性依赖 caspase 途径诱导细胞凋亡,阻滞细胞周期于 G2/M 期,对三阴性乳腺癌细胞的生长有明显的抑制作用,且对体内肿瘤具有潜在的抗肿瘤作用
13	2018年，Wang 等	倍半萜内酯类	—
14	2020年，Zhang 等	—	—

2. 黄酮类化合物

黄酮类化合物在植物界中分布广泛,已发现的天然黄酮类化合物多数具有较强的生物活性。黄酮类化合物能增加白细胞数,有多种药理作用,如抗脑缺血、抗心肌缺血作用,对消化性溃疡的保护作用及镇痛作用等。经实验测定,野马追含总黄酮量为 2% 左右,其黄酮类化合物的生理作用多种多样,有些可以止咳祛痰,有些可以抗菌消炎。野马追的药效和保健作用和它所含大量黄酮类化合物有一定的关系。目前在野马追中发现的黄酮类化合物有槲皮素(quercetin)、棕矢车菊素(jaceosidin)、山柰酚(kaempferol)、黄芪苷(astragalin)、三叶豆苷(trifolin)、金丝桃苷(hyperoside)、泽兰素(euparin)、山柰素(kaempferide)、芦丁(rutin)、泽兰叶黄素(eupafolin)、木犀草素(luteolin)、异槲皮苷(isoquercitrin)、线蓟素(cirsiliol)、蒙花苷(buddleoside)、5,8,4′-三羟基-7,3′-二甲氧基黄酮等,如表 5.2 所示。

表 5.2　野马追黄酮类化合物

编号	发现人员及提取方法	化合物
1	2003 年杨念云等采用工业乙醇对野马追地上全草进行研究	槲皮素
2	2004 年肖晶等采用超临界 CO_2 萃取 95% 乙醇回流等方法研究	山柰素、槲皮素、芦丁、金丝桃苷
3	2004 年钱士辉等采用硅胶柱提纯方法研究	槲皮素、山柰酚、棕矢车菊素、黄芪苷、三叶豆苷、金丝桃苷
4	2008 年张晓玲等采用 LC-MS/MS 联用技术进行研究	槲皮素、金丝桃苷、三叶豆苷、黄芪苷、山柰酚和棕矢车菊素
5	2012 年吴双庆等采用硅胶、Sephadex LH-20 等柱色谱方法研究	泽兰叶黄素、泽兰黄素、木犀草素、异槲皮苷、蒙花苷等
6	2015 年褚纯隽等采用 UPLC-Q-TOF/MS 进行研究	蒙花苷与 5,8,4′-三羟基-7,3′-二甲氧基黄酮

续表

编号	发现人员及提取方法	化合物
7	2016 年 Clavin 等进行研究	海棠素、桔梗苷、刺槐苷、藜芦苷和金丝桃苷等
8	2020 年潘宏春等采用 UPLC-Q-TOF/MS 进行研究	柽柳素、鼠曲草黄素、五桠果素与鼠李柠檬素

3. 甾体类化合物

杨念云等通过对野马追地上全草进行提取分离、结构鉴定,从野马追地上全草中得到 β-谷甾醇(β-sitosterol)和胡萝卜苷(daucosterol)。陈健用乙醇提取中药野马追中的有效成分,从中鉴定出了麦角甾烷-4,4-二甲基-6,22,24-三烯、5-烯-3-豆甾烷-3-乙酸酯。

4. 挥发油和有机酸类化合物

2004 年,肖晶等采用超临界 CO_2 萃取野马追时发现了正三十二烷与正三十六烷两种挥发油。肖晶等采用 GC-MS 联用仪对产自江苏的野马追全草挥发油的化学成分进行了分析鉴定,发现了 41 种化学成分,主要成分为石竹烯内酯、β-蒎烯和棕榈酸。有机酸是分子结构中含有羧基的化合物,一般认为脂肪族有机酸无特殊生物活性,但有些特殊的有机酸是某些中草药的有效成分。在野马追中发现的有机酸类化合物主要包括正十六烷酸、十一酸、十五酸、正十八酸等。

5. 氨基酸

陈健等采用反相高效液相色谱法测定了野马追茎叶及其花蕾中的总氨基酸和游离氨基酸,发现野马追茎叶及其花蕾中含 17 种氨基酸:天冬氨酸、谷氨酸、丝氨酸、组氨酸、甘氨酸、苏氨酸、精氨酸、丙氨酸、酪氨酸、半胱氨酸、缬氨酸、蛋氨酸、苯丙氨酸、异亮氨酸、亮氨酸、赖氨酸、脯氨酸,其中含多种人体必需氨基酸。野马追茎叶及花蕾中总氨基酸的含量分别为 2.40% 和 6.51%,游离氨基酸含量分别为 0.185% 和 0.508%,半胱氨酸和谷氨酸含量较高。

6. 微量元素

研究发现野马追中含有 Fe、Sr、Zn、Cu、Al、Si、Mn、Ni 等微量元素,而对生物体有害的重金属元素 Pb、Cr、Cd、As、Hg 等含量很少。

7. 其他成分

杨念云等还从野马追地上全草中发现了腺苷。Wu 等通过波谱分析和化学方法从野马追乙酸乙酯萃取物中鉴定出了东莨菪素和 6,7-二甲基香豆素。仲欢欢在 2017 年研究野马追抗炎成分时,首次从水煎液中分离出多种化学成分:浙贝素、栎皮树脂醇、salicifoliol、5-羟基-3,4-二甲基-5-戊基-2($5H$)-呋喃酮、3-(2-羟基-4-甲基丁基)-4-甲氧基苯乙酮、松柏醇、对羟基苯甲醛等,其中浙贝素、栎皮树脂醇、salicifoliol 具有抗炎活性。

(三) 野马追药物在疾病治疗方面的进展

目前发现野马追可止咳、祛痰、平喘,对急性肺损伤、循环系统等疾病具有较好的疗效,同时可降血压、降血脂、预防动脉粥样硬化,具有抗肿瘤、抗炎、抗菌等药理作用。

1. 抗呼吸系统感染

中药野马追抗呼吸系统感染是多成分、多途径、多靶点协同作用的结果。据报道野马追糖浆对浓氨水所致小鼠咳嗽和枸橼酸所致豚鼠咳嗽有明显止咳、祛痰作用,对致喘液所引起的哮喘有明显的平喘作用。江舟等通过静脉注射油酸复制大鼠急性肺损伤模型,发现野马追给药组的炎症因子肿瘤坏死因子-α(tumor necrosis factor-α,TNF-α)、白细胞介素-6(interleukin-6,IL-6)、白细胞介素-8(interleukin-8,IL-8)和丙二醛(malondialdehyde,MDA)含量与模型组相比降低,而血氧分压和超氧化物歧化酶(superoxide dismutase,SOD)含量高于模型组,说明野马追对急性肺损伤有明显的保护作用。褚纯隽、李显伦等发现野马追醇提物、水层、氯仿层、乙酸乙酯层、正丁醇层、倍半萜部位和黄酮部位均能降低脂多糖诱导的急性肺损伤小鼠的炎症因子(TNF-α、IL-6)水平,提高 SOD 活性并抑制髓过氧化物酶(myeloperoxidase,MPO)活性,有效地发挥了肺损伤保护作用。临床研究发现野马追糖浆具有较好的增强免疫功能、抗病毒等作用,用于小儿慢性支气管炎可提高治愈率,且安全性较高。

2. 对心血管的作用

野马追有降低血压、调节脂质代谢、调节血脂水平和预防动脉粥样硬化等作用。江涛等用离体大鼠主动脉环进行实验,发现野马追水提物扩血管的作用与其抑制外钙内流和内钙释放密切相关。陈万一等发现野马追总黄酮可调节脂质代谢,其机制与降低高脂模型大鼠血浆总胆固醇、甘油三酯和低密度脂蛋白胆固醇水平,升高高密度脂蛋白胆固醇水平,提高脂质代谢相关酶(卵磷脂胆固醇酰基转移酶、脂蛋白脂酶和肝脂酶)活性,上调高脂血症大鼠肝脏低密度脂蛋白受体水平有关。王柯静等用高脂饲料制备高脂血症大鼠模型,发现野马追可调节大鼠血脂水平,改善血管内皮功能,其机制与降低血脂水平和血黏度,升高一氧化氮(nitric oxide,NO)含量及血清中SOD活力,降低过氧化脂质产物MDA的含量有关,且有明显的剂量-效应关系。Zhou等通过研究野马追粗提物对高胆固醇饮食所致家兔高脂血症及动脉粥样硬化的预防作用,发现野马追粗提物可通过降低血清总胆固醇、甘油三酯和低密度脂蛋白胆固醇水平,降低C反应蛋白和血管细胞黏附分子-1的表达,升高NO水平,抑制兔血管内泡沫细胞的形成并抑制平滑肌细胞的迁移,预防高脂血症和动脉粥样硬化。迟栋发现野马追水煎液对自发性高血压大鼠有明显的降压作用,其机制与升高大鼠血清中NO水平、降低血清中内皮素和血管紧张素Ⅱ水平有关。

3. 抗肿瘤

研究发现野马追倍半萜内酯类化合物有良好的体外抗肿瘤活性。Yang等发现从野马追中分离得到的新的倍半萜内酯类化合物野马追内酯O通过阻滞细胞周期于G2/M期,阻断Akt通路,诱导依赖caspase的细胞凋亡,抑制乳腺癌细胞MDA-MB-468的生长。他们还以谷胱甘肽为研究对象,建立了UPLC-MS筛选Michael反应受体(Michael reaction acceptor,MRA)的方法,利用依赖STAT3的报告系统筛选出能够抑制STAT3的MRA,分离得到6个倍半萜内酯类化合物,其中野马追内酯J被鉴定为能降低STAT3荧光素酶活性的MRA。初步活性评价表明,野马追内酯J能抑制三阴性乳腺癌(triple negative breast cancer,TNBC)细胞的活性,是一种典型的天然MRA,它对STAT3活性有明显的抑制作用,对三阴性乳腺癌细胞有潜在的细胞毒活性。Tian等从野马追中分离出新的倍半萜内酯类化合物F1012-2,其通过激活细胞自噬,以内源性和外源性依赖caspase途径诱导细胞凋亡,阻滞细胞周期于G2/M期,对三阴性乳腺癌细胞的生长有明显的抑制作用,且对体内移植瘤具有潜在的抗肿瘤作用。F1012-2 在体外和体内通过多种信号途径抑制细胞生长,可能是治疗三阴性乳腺癌的一种潜在的天然活性成分。

4. 抗炎

南京药学院(现为中国药科大学)野马追科研协作组临床小组经药理实验发现野马追有增加白细胞的作用。褚纯隽经补体经典途径测试发现野马追中倍半萜类、二萜类和黄酮类化合物及三萜类化合物的富集部位有良好的抗补体活性,其中,倍半萜内酯类化合物可以作为一种新型的天然抗炎药。Wang 等通过体内实验发现野马追倍半萜类化合物减少了由二甲苯诱导的小鼠耳水肿。在体外实验中,野马追倍半萜类化合物通过降低 TNF-α 及 IL-6 水平在脂多糖激活的小鼠巨噬细胞 RAW 264.7 中显示出强大的抗炎活性。

5. 抗菌和抗病毒

研究发现传统中药野马追提取物的抗菌谱广,对所有革兰氏阳性菌和革兰氏阴性菌均有较好的抑菌效果,且呈显著的量效关系。野马追注射液曾被用于治疗钩端螺旋体病 32 例,并取得满意疗效。周远大等通过体外抑菌实验,发现野马追糖浆对革兰氏阳性和阴性菌及临床分离的白色念珠菌有一定的抗菌作用。Ji 等的研究表明,野马追提取物还可作为天然防腐剂来保存食品,通过水煎法得到的野马追提取物对供试菌株的最低抑菌浓度和最低杀菌浓度为 0.4~0.8 mg/mL。中国疾病预防控制中心病毒病预防控制所病毒资源中心提供的药效实验报告证实野马追糖浆具有预防冠状病毒、抗甲型流感病毒和乙型流感病毒(同属 RNA 型病毒)的功效。另有文献报道复方野马追胶囊体外能抑制流感病毒,体内则能明显延长流感病毒和副流感病毒感染小鼠的生存时间,显著降低肺指数,减轻肺组织病变程度。此外,复方野马追胶囊还有明显的体外抗呼吸道合胞病毒感染的作用,其对呼吸道合胞病毒感染后引起的 IL-8 释放也有明显抑制作用。

6. 抗氧化

王乃馨等用 DPPH 自由基分析法测定了超声提取的野马追黄酮类清除自由基作用的强弱,评价其抗氧化能力,发现野马追黄酮类对 DPPH 自由基有很强的清除活性且清除率与浓度之间存在量效关系,其 DPPH 自由基半数清除剂量 IC_{50} 为 10.922 $\mu g/mL$。Yan 等首次研究了野马追水提物、醇提物、残渣水提物及醇提物的石油醚、乙酸乙酯、正丁醇、水馏分的抗氧化活性,并测定了所有提取物和馏分的总酚含量、DPPH 自由基清除活性、超氧自由基清除活性、总还原能力和亚铁离子螯合活性,发现各提取物和馏分均表现出不同程度的抗氧化活性,结果表明野马追提取物可能是一种潜在的天然抗氧化成分的有效来源。为开发天然高效、安全无毒、性能稳定的天然防腐剂,李姿瑾和纪丽莲以野马追干制品为原料制得粗提物,与现用食品防腐剂二丁基羟基甲苯(BHT)和丁基羟基茴香醚(BHA)比较抗氧化活性,研究发现粗提物表现出较强的抗氧化活性,但不同方法制得的粗提物的具体抗氧化活性指标差异显著。

7. 其他作用

野马追对紫外线诱导的皮肤损伤和黑色素的产生具有抑制作用。Yamashita 等发现热休克蛋白 70(heat shock protein 70,HSP 70)的表达抑制了黑色素的产生,他们从中草药中寻找 HSP 70 的诱导剂,并从中筛选出了野马追的乙醇提取物,进一步研究发现野马追提取物通过 HSP 70 依赖性和 HSP 70 非依赖性机制抑制酪氨酸酶和黑色素的表达。野马追倍半萜内酯类化合物野马追内酯 A(EA)和野马追内酯 B(EB)能协同应激源诱导 HSP 70 的表达,EA 或 EB 预处理可抑制黑色素的产生和应激诱导的细胞凋亡。在体内,经皮注射 EB 可诱导 HSP 70 的表达,并抑制 UVB 辐射引起的皮肤损伤、炎症反应和黑色素生成。

综上,野马追具有较多的生物活性,其中抗肿瘤活性主要来自萜类与内酯类化合物,抗氧化活性主要来自黄酮类与酚类化合物。抗呼吸系统感染、抗病毒、抗细菌、抗炎、降血脂、抗动脉粥样硬化等相应的活性成分归属还有待进一步研究。

(四)野马追研究展望

目前,临床上野马追主要用于治疗慢性支气管炎及痰多、咳嗽、气喘。经文献调查证实野马追治疗呼吸道症状等可能不是单一化合物的作用,而是多成分、多途径、多靶点协同作用的结果,但其具体的作用机制尚未阐明,因此野马追的药用价值受到限制。通过对野马追的活性成分、药理活性、作用机制及作用通路等方面进行研究,可发现野马追的活性成分主要包括倍半萜类、黄酮类、挥发油类、二萜类、三萜类、甾体类、有机酸类化合物及微量元素（Fe、Sr、Zn、Cu、Al、Si、Mn、Ni、Cr）、氨基酸类。临床上野马追片剂、颗粒剂、糖浆剂等产品具有抗呼吸系统感染、降低血压、调节脂质代谢、调节血脂水平和预防动脉粥样硬化等作用。虽然近10年来国内外对野马追的研究取得一定的进展，但仍然存在以下不足：①药理研究主要集中于心血管和呼吸系统疾病的治疗，缺乏抗菌、抗病毒、抗氧化方面的研究。②野马追作为中药虽然具有价廉物美、毒副作用小等优势，但起效慢，需长期维持给药，因此联合用药也有待研究。③野马追的临床应用大多依赖于临床经验，缺乏作用机制研究。④野马追的活性成分较多，但国内外研究主要集中于倍半萜内酯类、二萜类和黄酮类化合物，对其他活性成分研究较少。因此，为更好地使用野马追药材，发挥其更大的药理功效，要明确野马追的活性成分，加强对野马追治疗疾病的作用机制研究及对有效部位相应单体的生物活性研究。

三、肿瘤细胞增殖机制研究进展

（一）细胞周期

细胞周期（cell cycle）是指细胞从前一次分裂完成到下一次分裂结束为止所经历的全过程。它依次经 G1 期→S 期→G2 期→M 期，周而复始地进行生长、分裂活动。

肿瘤细胞恶性增殖和细胞周期的异常运转有一定的联系。抗肿瘤药物对肿瘤细胞的生长抑制作用主要体现在两方面，即细胞周期中 S 期的 DNA 合成和 G2/M 期的细胞有丝分裂的调控。很多研究发现，多种中药通过诱导细胞周期阻滞而发挥抗肿瘤作用，进而提升中晚期癌症患者的生活质量，并延长这些患者的生存时间。周期特异性药物对细胞周期的不同时相具有选择性作用。喜树碱和氟尿嘧啶是主要作用于 S 期的化疗药物。喜树碱的抗肿瘤活性主要体现在对皮肤癌、乳腺癌以及直肠癌等多种癌症的治疗。氟尿嘧啶能够通过抑制 S 期的 DNA 合成来发挥抗肿瘤作用。长春新碱和紫杉醇属于化疗药物，其主要作用于 G2/M 期。长春新碱在小细胞肺癌、肝癌、胃癌等多种癌症中可通过作用于微管从而对肿瘤细胞起到杀伤作用。

赵亚萍等研究发现野马追内酯 O 在体内外抑制 BT-20 细胞增殖并诱导细胞凋亡,作用机制可能与其抑制 Bcl-2 蛋白表达,促进 Bax、PARP、c-caspase-3、c-caspase-9 蛋白表达有关。Yang 等研究发现野马追内酯 O 处理导致 MDA-MB-468 乳腺癌细胞的细胞周期停止在 G2/M 期。

(二)MAPK 与肿瘤细胞增殖

丝裂原活化蛋白激酶(mitogen-activated protein kinase,MAP kinase,MAPK)信号通路是经典的信号转导级联通路,该通路通过高度保守的三级激酶级联传递信号,包括 MAPK 激酶的激酶(MAP kinase kinase kinase,MKKK)、MAPK 激酶(MAP kinase kinase,MKK)和 MAPK,这三种激酶被依次激活后,作用于下游分子 ERK、c-Jun 等,从而调节特定基因的表达,参与细胞的增殖、分化、转移、凋亡、细胞周期、炎症反应等调控过程。MAPK 属于丝氨酸/苏氨酸激酶大家族,主要包括 3 个亚家族:ERK(extracellular signal-regulated kinase)、JNK/SAPK(c-Jun N-terminal kinase or stress-activated protein kinase)、p38 MAPK(p38 mitogen-activated protein kinase)。在肿瘤的发生与发展中,MAPK 信号通路发挥着重要的作用,尤其与肝癌的发生与发展密切相关。

ERK 属于 MAPK 中的一种,ERK 指细胞外调节蛋白激酶,分为 ERK1 和 ERK2。经典的 ERK 信号通路是配体结合到细胞膜上的受体酪氨酸激酶(receptor tyrosine kinase,RTK),激活 GTP 蛋白(RAS)→MKKK→MKK,最终磷酸化或激活 ERK 蛋白,使 ERK 转移到细胞核内,激活细胞核内转录因子。ERK 信号通路属于细胞外信号向细胞核传递的重要途径,在调控细胞的存活、增殖以及分化等众多功能中起到关键的作用。肝炎患者的肝内细胞因子 TNF-α、炎症趋化因子等表达增加,使细胞表面的表皮生长因子受体转录增多,ERK 信号通路被激活,肝细胞异常增殖,诱发肝癌,肝癌细胞的持续增殖促进了肝癌的生长。杨莉等在小鼠肝纤维化模型研究中发现,随着肝纤维化的进展,ERK mRNA 表达逐渐增加。因此,抑制 ERK 信号通路为研发治疗肿瘤的新型靶向药物提供了新的思路,索拉非尼是目前被证实治疗肝癌有效的靶向药物,其治疗肝癌的机制之一是阻断 RAF/MEK-ERK 信号通路,抑制肝癌细胞生长。

JNK 信号通路是 MAPK 信号通路的一个重要分支,JNK 有 3 个亚型,即 JNK1、JNK2 和 JNK3。JNK1 和 JNK2 在全身各组织中广泛表达,JNK3 主要在脑、睾丸和心脏中表达。MAPK 信号通路中 MAPK 激酶 4 和 MAPK 激酶 7 能特异性激活 JNK,激活或活化的 JNK 能激活转录因子 c-Jun、Jun D、ATF 等,进一步参与细胞的增殖、分化、凋亡等过程。JNK 能激活下游促进细胞增殖的相关基因,如细胞周期蛋白(cyclin)、细胞周期蛋白依赖性激酶(CDK)、c-Myc 以及转移因子,从而促进肿瘤增殖、血管形成等恶性进程。在肝癌细胞中,细胞受到刺激后 JNK 信号通路被激活,最终下游通路蛋白 p53、p21 以及 c-Jun 表达,参与肝癌细胞的周期及凋亡调控过程。HCV 感染细胞中,人为地抑制 JNK 的表达能加速 HCV 复制,提示人为激活 JNK 信号通路可能会促进肝炎进展。LK-A 是从牛尾草中提取出来的天然对映贝壳杉烷类。LK-A 能增加细胞内的活性氧,激活 JNK 信号通路,从而促进细胞凋亡、抑制细胞的生长。

p38 MAPK 是 MAPK 信号通路家族的重要成员,p38 MAPK 蛋白共有 4 种亚型(α、β、δ 与 γ),6 种异构体(p38α1、p38α2、p38β1、p38β2、p38γ 和 p38δ)。p38 MAPK 信号通路主要与细胞凋亡相关,HCV 感染的肝细胞中,HCV NS5A 蛋白与 MAPK 信号通路上的靶蛋白 MLK3(mixed lineage kinase 3)结合,抑制 p38 MAPK 信号通路,从而抑制感染的宿主细胞凋亡,使宿主细胞持续感染 HCV,为诱发肝癌提供了条件。因此,激活 p38 MAPK 信号通路具有一定的作用,体外细胞研究发现,多种抗肿瘤药物或分子通过激活肝癌 p38 MAPK 信号通路,促进肝癌细胞凋亡。多种化疗药物(顺铂、丝裂霉素)以及毒胡萝卜素通过激活 p38 MAPK 信号通路,诱导肝癌细胞凋亡。但是也有文献报道,中药提取物异梣素以及香叶木素通过抑制 p38 MAPK 磷酸化诱导肝癌细胞凋亡。

随着分子生物学技术的发展及细胞信号通路研究的推进,人类将揭开肝癌分子机制复杂而神秘的面纱,为肝癌的临床诊断、治疗及预后评价提供新的思路。

（三）活性氧与肿瘤细胞增殖

活性氧（reactive oxygen species，ROS）包含激发态的氧分子、超氧阴离子、过氧化氢、羟自由基等性质活泼的物质。ROS 的生物学作用复杂，与细胞信号的转导和调控、细胞凋亡及细胞毒性等有关。细胞内源性 ROS 主要来源于线粒体、NADPH 氧化酶、黄嘌呤氧化酶、蛋白激酶 C、髓过氧化物酶、一氧化氮合酶等，此外，许多环境因素也可以诱导 ROS 产生，如射线、高压氧、烟雾、空气污染、金属离子、化学试剂等。大量证据表明，ROS 作为细胞重要的信号因子，在细胞增殖的信号转导过程中起着十分重要的调控作用，它可以通过氧化还原修饰作用改变细胞周期相关信号分子的活性及功能，进而调节细胞的增殖和分化。这说明 ROS 的生成在调控细胞增殖、凋亡及肿瘤形成中起着至关重要的作用。适量的 ROS 对于胚胎时期的个体快速发育以及损伤修护具有重要意义，而各种应激条件下产生的过量 ROS 促进的细胞异常增殖可能是肿瘤等增殖相关疾病发生的重要机制。细胞增殖是生命活动的重要特征，种族的繁衍、个体的发育、机体的修复等都离不开细胞增殖。细胞增殖是生物体生长、发育、繁殖以及遗传的基础。细胞增殖是通过细胞周期来实现的，而细胞周期的有序运行要受到一系列细胞周期相关分子的严格监视和精密调控。对于正常细胞的增殖分化，ROS 的存在是不可或缺的。正常细胞的内源性微量 ROS 维持在一定的水平并保证其基本功能活动。ROS 对细胞的影响因剂量不同而不同，其剂量变化对于培养细胞的发展和转归具有调控作用，且两者间存在剂量效应关系。高剂量 ROS 对细胞具有直接的破坏或损伤作用，进而导致细胞毒作用。作为细胞内第二信使，中剂量 ROS 可以诱导细胞凋亡，而低剂量 ROS 则具有信号转导和促进增殖的作用。柏桦等研究人员发现不同时期的大鼠胚胎肝脏细胞的增殖速度与 ROS 水平呈正相关。其中，正常细胞内的 ROS 水平相对较低，但在同类的肿瘤细胞内 ROS 水平却显著升高，由此可知，肿瘤细胞得以迅速增殖取决于细胞内较高的 ROS 水平。因此，有学者认为细胞内存在一个 ROS 的最低水平，其对细胞周期进程有着重要影响，如低浓度过氧化氢（H_2O_2）可通过激活细胞周期生长因子受体下游通路来促进细胞增殖。

肿瘤细胞中 ROS 增多的机制主要有以下几个方面:①遗传分子生物学变化:遗传学的改变可直接或间接影响 ROS。癌基因(包括 Raf、Mos、MEK 等)过度表达和抑癌基因(如 p53)沉默导致 ROS 增多。②能量代谢改变:肿瘤细胞具有很高的代谢率,患者往往伴有厌食、恶心和呕吐等症状,这些症状的发生妨碍了正常营养素如糖、蛋白质和维生素等的摄取,导致营养缺乏,引起体内 ROS 的堆积。这些堆积的 ROS 能够在肿瘤患者中达到新的氧化还原平衡状态,避免肿瘤细胞被破坏。③炎症因子参与肿瘤患者体内免疫系统非特异性的慢性激活,产生更多的炎症因子,从而可以增加 ROS 的产生。④抗肿瘤药物使用:抗肿瘤药物特别是多柔比星和顺铂等,会产生过多的 ROS,导致氧化应激。近年来研究人员不断开发利用 ROS 诱导肿瘤细胞凋亡的抗肿瘤新药,发现许多抗肿瘤药物通过改变氧化应激水平而诱导肿瘤细胞凋亡。母佩等研究青蒿素及其衍生物抗肿瘤作用机制,发现其细胞毒性效应主要与 ROS 的产生有关。易静等研究发现,肿瘤细胞对三氧化二砷、顺铂和柔红霉素等促肿瘤细胞凋亡药物的易感性与细胞固有 ROS 水平呈正相关,用大黄素等化合物或强制表达 Nox 质粒等手段提高 ROS 水平,造成重度氧化应激,可以增强白血病和实体瘤细胞对药物促凋亡的易感性。

ROS 是肿瘤发生与发展过程中的一把双刃剑,不仅有利于肿瘤的发展,而且能诱导肿瘤细胞的死亡。ROS 主要通过诱导细胞基因稳定性改变、促进恶性转化细胞的增殖、抑制恶性转化细胞的凋亡、加速肿瘤的侵袭与转移、增强肿瘤细胞对治疗的耐受性参与肿瘤的生长和转移。研究证明,黑色素瘤细胞的生长与转移可以被 ROS 抑制。p38 MAPK 信号通路是 MAPK 信号通路家族中的重要成员,参与细胞多种信号转导过程。实验证明,ROS 水平增高激活 p38 MAPK 信号通路,缩短了造血干细胞的寿命,而使用抗氧化剂或抑制 p38 MAPK 的活性可延长细胞生命。这说明,ROS 激活 p38 MAPK 信号通路会诱导细胞凋亡。因此,ROS 对于临床治疗肿瘤来说既是"朋友"也是"敌人",既会促进肿瘤的发生与发展,又可作为肿瘤的治疗手段。

四、肿瘤细胞迁移机制研究进展

(一) 细胞迁移

细胞迁移(cell migration)也称为细胞爬行、细胞移动或细胞运动,是指细胞在接收到迁移信号或感受到某些物质的浓度梯度后而发生的移动。细胞迁移为细胞头部伪足的延伸、新的黏附建立、细胞体尾部收缩在时空上的交替过程。细胞迁移是正常细胞的基本功能之一,是机体正常生长发育的生理过程,也是活细胞普遍存在的一种运动形式。胚胎发育、血管生成、伤口愈合、免疫反应、炎症反应、动脉粥样硬化、癌症转移等过程中都涉及细胞迁移。细胞运动对生命和发育至关重要。不幸的是,细胞迁移也与几种病理过程有关,例如癌症转移。

细胞迁移能力依赖于许多参与者。细胞根据其表型和周围微环境的特性改变其迁移策略。因此,细胞迁移是一种极其复杂的现象。最近的发现揭示了一些与细胞迁移机制相关的奥秘,例如细胞内信号转导和细胞力学。这些发现涉及不同的参与者,包括跨膜受体、黏附复合物、细胞骨架成分、细胞核和细胞外基质。也有报道指出,MS 离子通道对钙离子(Ca^{2+})具有高度的特异性,因此通常被称为牵张激活的 Ca^{2+} 通道。MS 离子通道是机械刺激和 Ca^{2+} 介导的信号之间的重要联系,可调节细胞迁移的起始、方向等。另外,细胞迁移也与人类的一些疾病息息相关,血管平滑肌细胞(VSMC)增殖和迁移是导致动脉粥样硬化、狭窄和高血压等血管疾病发生的关键。虽然三磷酸腺苷(ATP)是细胞中的主要能量来源,但也有文献指出其介导的细胞迁移对淋巴结(LN)稳态至关重要,皮质旁 eATP 是由幼稚 T 细胞响应组成型表达的趋化因子产生的,并且 eATP 通过 ATP 受体的特定亚型负调节 CCR7 介导的淋巴细胞在 LN 内的迁移,证明了其在 LN 内稳态细胞迁移中的微调作用。有文献报道,B 细胞的迁移会引发多发性硬化症(MS),这是一种中枢神经系统(CNS)炎症性疾病。

影响细胞迁移的相关因素还有很多,比如有报道发现细胞质肌动蛋白相和水相耦合可以驱动高黏度培养基中的细胞迁移,若抑制将离子通道转运到细胞边界的肌动蛋白依赖性囊泡运输,可改变离子通道空间定位并能降低高黏度介质中的细胞迁移速度。细胞在高黏度培养基中还显示出 Ca^{2+} 活性的改变,当细胞质 Ca^{2+} 被隔离时,观察到细胞迁移速度下降和离子通道定位改变。间隙连接蛋白 43(Cx43)与细胞迁移增加和肌动蛋白细胞骨架的相关变化有关,肌动蛋白细胞骨架通过 C 端细胞质尾介导,独立于其通道功能。更为重要的是,细胞迁移在各种肿瘤细胞中是非常常见的,这是衡量癌症分期的一个重要指标,也是临床开展治疗的切入点,所以研究细胞迁移对于肿瘤细胞的研究迫在眉睫。钙黏蛋白的细胞间接触促进了机体细胞迁移过程中的有效细胞扩散。CAMSAP2 在结直肠癌细胞中的异位表达促进了结直肠癌细胞在裸鼠体外的迁移和侵袭,并增强了肿瘤的肺转移。沉默 CAMSAP2 则导致了相反的现象。通过功能增益和丧失功能实验,证明了 MMP-1 是 CAMSAP2 的重要下游靶标,并且其在调节 CAMSAP2 诱导的结直肠癌细胞的迁移和侵袭中起着至关重要的作用。CAMSAP2 通过激活 JNK/c-Jun/MMP-1 信号通路促进结直肠癌细胞的迁移、侵袭和转移。高血糖症会增加胶原基质硬度,导致乳腺癌细胞迁移能力增强,但晚期糖基化终产物(AGE)破坏则可以逆转这种现象,可能是抑制糖基化引起的肿瘤细胞迁移所致。

此外,许多文献报道,对于肝癌,相关细胞因子或蛋白质对其肿瘤细胞迁移的抑制作用会提高肝癌患者的生存率。肝癌是一种恶性癌症表型,目前仍缺乏可靠的生物标志物和用于疾病管理的治疗靶点。肝癌细胞的作用机制研究表明,色氨酸-2,3-双加氧酶(TDO2)通过 Wnt5a 信号通路促进肝癌细胞迁移和侵袭。这种调节影响了癌症相关生物标志物的表达,如基质金属蛋白酶 7(MMP7)和细胞黏附受体 CD44。钙通道阻滞剂治疗可降低 TDO2 水平并抑制肝癌细胞迁移和侵袭。真核肽链释放因子 3a(eRF3a)在肝癌细胞中高表达,其表达水平与患者临床预后呈负相关。此外,体外实验表明,eRF3a 可以通过 ERK 和 JNK 信号通路促进肝癌细胞的迁移。HBx 是四种 HBV 基因产物之一,在肝细胞癌(HCC)的发育和转移中起着关键作用,有文献报道 HBx 通过调节钙调蛋白(CaM)促进肌动蛋白聚合和肝癌细胞迁移。还有文献报道,TFAM 缺乏症能迅速稳定地诱导肝癌小鼠的自发性肺转移。核肌动蛋白的聚合通过调节染色质可及性和协调与细胞外基质重塑、血管生成和细胞迁移相关的基因表达,与 HCC 细胞的高转移能力有因果关系。抑制丙二酰辅酶 A 的产生或核肌动蛋白聚合显著阻碍了 HCC 细胞在小鼠体内的扩散。此外,TFAM 在转移性 HCC 组织中显著下调,并且与 HCC 患者的总生存期和肿瘤复发时间有关。C12orf75 基因下调通过体外抑制 Wnt/β-连环蛋白信号通路抑制肝癌细胞的迁移和侵袭。L 抗原家族成员 3(LAGE3)的敲低通过阻止 G1 期的细胞周期来抑制 HCC 细胞的增殖。LAGE3 的下调抑制了 HCC 细胞的迁移和侵袭并诱导了 HCC 细胞的凋亡,而 LAGE3 的过表达促进了 HCC 的恶性表型。HCC 异种移植物的体内生长和 HCC 细胞凋亡的抑制进一步证实了这些结果。此外,研究发现 LAGE3 通过增强 JNK 和 ERK 信号通路发挥促癌作用。ERK 抑制剂（10 μmol/L SCH772984）或 JNK 抑制剂（25 μmol/L SP600125）可抑制 LAGE3 诱导的 HCC 细胞的增殖、迁移和侵袭。有文献报道 PLK4 在 HCC 患者中过表达,PLK4 的过表达预示患者预后较差。出乎意料的是,诱导 PLK4 的表达可促进 HCC 细胞迁移,但 PLK4 的敲低则抑制 HCC 细胞的迁移和侵袭。机制上,研究发现酪氨酸激酶 TEC 也可促进 HCC 细胞迁移,通过磷酸化稳定 PLK4。HBx 转染对 ZO1 mRNA 水平没有影响。转染 HBx 可显著提高 HepG2 细胞中 ZO1 泛素水平和细胞迁移与侵袭能力。转染 ZO1 靶向 siRNA 后 HepG2 细胞增殖、凋亡和周期无显著变化,但迁移和侵袭能力显著提高。

总的来说,细胞迁移需要许多共同形成细胞骨架的蛋白质的参与。主要的细胞骨架元件是肌动蛋白丝、微管(MT)和中间丝。这些结构与大量辅助蛋白协同工作,辅助蛋白以多种方式调节细丝组装和周转,通过捆绑或交联改变细丝的排列,将细胞骨架连接到细胞中的其他结构。本书着重于观察肝癌细胞迁移能力的大小,以判断肝癌的预后,为临床开展肝癌治疗提供理论依据。

（二）MAPK 与肿瘤细胞迁移

MAPK 是一组丝氨酸/苏氨酸蛋白激酶,是信号从细胞外到细胞内的重要传递者。p38 蛋白、c-Jun 氨基端激酶(c-Jun N-terminal kinase,JNK)、ERK 在 MAPK 信号通路中起着有效的调控作用,控制着肿瘤的许多生理活动,如细胞生长、发育、死亡等,其数量增多也会在一定程度上抑制肿瘤细胞的迁移速度。MAPK 信号通路中相关蛋白的表达与多种肿瘤细胞的侵袭和迁移能力息息相关,文献报道将肿瘤相关巨噬细胞与食管鳞状细胞癌(ESCC)细胞共培养,与单一培养的 ESCC 细胞相比,共培养的 ESCC 细胞迁移和侵袭的能力显著提高,Akt 和 p38 MAPK 的磷酸化水平也显著提高。添加重组人 S100A8 和 S100A9 蛋白,可通过 Akt 和 p38 MAPK 信号通路诱导 ESCC 细胞的迁移和侵袭。S100A8 和 S100A9 均沉默抑制了共培养的 ESCC 细胞中 Akt 和 p38 MAPK 的表达。核糖体蛋白 RPL5 在结肠癌组织和细胞中的表达水平分别显著高于邻近组织和 NCM460 细胞,在 HCT116 细胞和 RKO 细胞中的表达水平较高。敲低 RPL5 显著抑制了 HCT116 和 RKO 细胞的增殖和迁移,并阻断细胞周期于 G0/G1 期。p-MEK1/2、p-ERK、c-Myc 的表达下调,RPL5 下调后 FOXO3 表达上调,ERK 激活剂(TBHQ)可以部分逆转 siRPL5 引起的上述作用,说明 RPL5 通过激活 MAPK/ERK 信号通路至少部分促进了结肠癌细胞的迁移。

还有文献指出刀豆蛋白(ConA)可以降低人肝癌细胞(HCCLM3、MHCC97-L 和 HepG2)和人肝细胞(MIHA)的活力。ConA 可以通过激活 MAPK 信号通路中的 ERK1/2、JNK1/2/3 和 p38 信号转导来影响 HCCLM3 迁移。ConA 可能与葡萄糖相关受体蛋白结合,激活 MAPK 信号通路中的 ERK1/2、JNK1/2/3 和 p38 信号转导,进一步收缩细胞并降低 F-肌动蛋白含量以抑制 HCCLM3 迁移。RON 敲低可抑制异种移植小鼠肿瘤中的 BC 细胞生长,伴有 CXCR4 表达降低,表明酪氨酸激酶受体 RON 不仅能直接促进 BC 细胞迁移和侵袭,还能通过激活 MAPK/RSK/CREB 信号通路来增强 CXCR4 的表达。MAP3K1 过表达或 miR-1200 模拟物可抑制由 circRNA_0085315 过表达引起的细胞增殖、迁移和侵袭能力的增强。circRNA_0085315 通过上调 MAP3K1 可增加 JNK、p38 和 ERK1/2 的磷酸化水平。HNRNPM 的敲低显著抑制了 HCC 细胞的增殖和迁移能力,并改变了 EMT。HNRNPM 的下调导致 HCC 中 MAPK/Akt 信号通路被抑制,表明 HNRNPM 通过介导 MAPK/Akt 信号通路对 HCC 细胞的迁移产生影响。

还有文献发现 miR-361 靶向 MAPK/JNK 3′-非翻译区,诱导 miR-361 的下调。在胰腺癌(PC)细胞中,MAPK/JNK 的过表达降低了 miR-361 模拟物的促凋亡作用,表明 miR-361 通过介导 MAPK/JNK 途径降低 PC 细胞的活力和迁移能力。浙贝甲素(peimine,PM)通过促进 MKN-45 细胞中 ROS 的积累来调节

MAPK 和激活因子以及 NF-κB 信号通路,可显著降低胃癌(GC)细胞的活性。PM 还通过增加 ROS 在 G2/M 期的积累引起胃癌细胞周期停滞。此外,PM 通过调节 Wnt/β-连环蛋白途径抑制胃癌细胞迁移。黑色素瘤缺乏因子 2(AIM2)蛋白水平的变化会影响 MAPK 信号通路相关蛋白水平的变化,说明 AIM2 的敲低通过抑制 MAPK 信号转导能显著抑制胃癌细胞的增殖、迁移和侵袭,从而减缓肿瘤进展。

头颈部鳞状细胞癌(HNSCC)是一种由复杂的细胞和信号转导机制驱动的严重恶性肿瘤。有文献报道,MAPK 信号通路对其肿瘤细胞的增殖、迁移有一定的影响。circ_0000045 的过表达促进了 HNSCC 细胞(FaDu 和 SCC-9)的增殖、迁移和侵袭。circ_0000045 敲低增强了 HSP 70 的表达,并抑制了 JNK2 和 p38 在 HNSCC 细胞中的表达,这说明 circ_0000045 通过调节 HSP70 蛋白和 MAPK 信号转导,促进 HNSCC 细胞发育过程中的增殖、迁移和侵袭。人骨肉瘤(OS)发生转移时,往往提示难以治疗,并导致患者生活质量下降和生存率降低。有研究显示双脱甲氧基姜黄素(BDMC)治疗 24 h 后能抑制 U-2 OS 细胞侵袭和迁移,并且这些作用以剂量依赖的方式发生,对其机制进一步探究,Western blot 结果表明,BDMC 显著降低了 U-2 OS 细胞中 PI3K/Akt/NF-κB、PI3K/Akt/GSK3β 和 MAPK 信号通路的蛋白表达水平,说明 BDMC 可介导 MAPK 信号通路来调控肿瘤细胞的迁移。RNA 结合蛋白 ZFP36L1 在调节 mRNA 的 3′-非翻译区(3′-UTR)中 AU 富含元件(ARE)中起重要作用,表明其表达与癌症之间存在潜在联系。ZFP36L1 在体外促进细胞增殖、侵袭和迁移是由于其能诱导 JNK 抑制剂和 p38 抑制剂单独或联合影响胃癌细胞的生物学功能。此外,ZFP36L1 通过抑制 JNK 和 p38 MAPK 信号通路促进胃癌细胞的迁移和增殖。SH3 结构域和四肽重复序列 2(SH3TC2)是一种蛋白质编码基因,研究发现 SH3TC2 可能在 MAPK 信号通路中发挥作用,相关性分析表明,SH3TC2 与 MAPK 信号通路中的多个关键因子显著相关。敲低 SH3TC2 能显著抑制肿瘤细胞增殖、侵袭和迁移,这表明高表达的 SH3TC2 可能通过 MAPK 信号通路促进结直肠癌(CRC)细胞的迁移和侵袭。

载脂蛋白 C1(APOC1)是载脂蛋白家族的成员。其参与癌症的发生和发展,研究发现 APOC1 在体外增强了乳腺癌细胞(MDA-MB-231 和 MCF-7)的增殖、侵袭和迁移能力。其机制是通过调节 JNK/MAPK 信号通路参与乳腺癌的进展。晶状体凝集素(LCA)是一种天然植物凝集素,可以与甘露糖和岩藻糖结合,据报道其可能对肿瘤具有抗增殖作用。相关文献报道了 LCA 可以通过激活 ERK1/2 和 JNK1/2/3 信号通路减少人肝癌细胞(HCCLM3)中 F-肌动蛋白的形成来抑制肝癌细胞迁移。

众多实验数据表明,MAPK 家族是细胞水平上不同反应中细胞外和细胞内信号转导的重要桥梁。尽管 MAPK 信号通路并不是直接作用于肿瘤细胞参与其增殖和迁移的调控,但许多报道中 MAPK 信号通路都是作为中间桥梁促进或抑制肿瘤细胞的进展,由此说明 MAPK 信号通路中的激酶对肿瘤细胞的生命活动如增殖、迁移、侵袭等具有至关重要的作用。探究其对于不同类型肿瘤细胞的迁移的不同作用机制,可为开发新的肿瘤标志物和分子靶标提供理论支撑,也可为临床癌症的精准治疗奠定基础。

(三)活性氧与肿瘤细胞迁移

活氧性(ROS)主要有以下几类:①氧的单电子还原产物如超氧阴离子及其质子型氢过氧基和羟自由基;②氧的双电子还原物过氧化氢;③烷烃过氧化物均裂产物烷氧基、烷过氧基;④处于激发态的氧、单线态氧和羰基化合物。通常细胞内 80%~90% 的分子氧在线粒体呼吸链系统消耗,线粒体是多数真核细胞产生 ROS 的主要部位。有研究认为正常机体中 90% 以上的 ROS 由线粒体氧化呼吸链的"电子漏"产生。在有氧呼吸过程中,大部分电子沿呼吸链传递至末端与分子氧结合生成水,但一小部分电子(2%~3%)可从呼吸链酶复合体 Ⅰ 和 Ⅲ 处漏出,使得分子氧单电子还原,生成具有较强氧化作用的超氧阴离子,并通过特定的化学反应生成羟自由基、过氧化氢等。实际上,大部分 ROS 的最初来源是超氧阴离子。此外,细胞内质网及一些酶类如环氧合酶、脂氧合酶及黄嘌呤/次黄嘌呤氧化酶系统等也可通过特定的化学反应产生超氧阴离子。生物体内有 ROS 的产生必然伴随着 ROS 的清除。正常情况下氧化与抗氧化维持在对生物体有利的动态平衡状态。

参与 ROS 清除的系统主要包括以下两个:①抗氧化酶系统及抗氧化小分子:抗氧化酶系统主要包括超氧化物歧化酶(SOD)、过氧化氢酶(CAT)。小分子物质如维生素 A、维生素 C、维生素 E 也参与清除氧自由基,且是机体抗氧化系统不可缺少的部分。②巯基还原缓冲系统:细胞内分布最广的非蛋白类巯基抗氧化物为还原型谷胱甘肽(GSH),通常 GSH 与氧化型谷胱甘肽(GSSG)在细胞内保持动态平衡,并已成为检测细胞抗氧化能力的一个重要指标。此外,硫氧还蛋白(Trx)及其还原酶(Trx R)是细胞内巯基还原缓冲系统的另一重要成员。

线粒体电子传递链是 ROS 产生的主要来源。ROS 参与调控多种细胞功能。研究发现肿瘤细胞中含有高浓度的 ROS,ROS 浓度增加可促使细胞骨架重构,F-肌动蛋白不断延伸,从而形成伪足,促使肿瘤细胞迁移。此外,ROS 还可使细胞外基质主要组成成分之一的糖胺聚糖水解,以此增强肿瘤细胞远处迁移及侵袭的能力。同时,高浓度的 ROS 可活化诱发 EMT 的信号通路如 HIF-1a、NF-κB 信号通路。EMT 与肿瘤细胞迁移有关,胰腺癌细胞中的 ROS 可通过活化 NF-κB 信号通路,使肿瘤细胞获得更强的侵袭能力。也有研究显示在较强的氧化应激环境下,ROS 可诱导肿瘤细胞衰老或死亡,从而抑制肿瘤细胞迁移。因此,ROS 作为细胞代谢重要产物之一,可通过多种方式参与肿瘤细胞的迁移和侵袭,适当水平的 ROS 可促进肿瘤细胞的迁移、侵袭。

当正常细胞的抗氧化防御系统不足以清除细胞内的 ROS,或不能提供对氧化应激的保护时,ROS 可能会导致正常细胞发生癌变。有趣的是,在肿瘤细胞中,ROS 是其代谢表型的重要决定因素,并能通过剂量依赖的方式调控肿瘤的生长。一般来说,在肿瘤发生、发展的初期阶段,低水平的 ROS 能够参与肿瘤细胞的信号转导,并有利于肿瘤细胞的增殖、生长、侵袭和迁移。而在肿瘤发生、发展的后期,肿瘤细胞内积累的高水平 ROS 会导致细胞周期停滞,甚至引起细胞死亡。但是,ROS 的浓度以及其在肿瘤细胞中的不同分布情况,使其对肿瘤细胞的形成以及肿瘤细胞的调控具有双重作用。因此,肿瘤细胞必须优化其 ROS 水平以维持肿瘤进展。

越来越多的研究逐渐揭示了 ROS 在促进肿瘤细胞迁移方面的重要功能。迁移涉及肿瘤细胞从原发性肿瘤扩散到周围组织和远处器官,是患者发病和死亡的主要原因。研究发现,ROS 在肿瘤细胞的迁移和侵袭中起重要作用。例如,转化生长因子-β1 通过 ROS 依赖性的机制调节尿激酶型纤溶酶原激活剂和

MMP9 来促进肿瘤细胞的迁移和侵袭。而 ROS 会通过诱导 Rho 家族鸟苷三磷酸酶依赖性细胞骨架重排、促进 MMP 依赖性细胞外基质蛋白降解和加速 HIF 依赖性血管生成来促进肿瘤细胞的迁移。这意味着 ROS 对肿瘤细胞的迁移具有重要的调控作用。

五、铁死亡研究进展

细胞死亡是细胞生命现象的终结,对机体的生存、发展有着重要的作用。坏死和凋亡是两种常见的细胞死亡形式。随着研究的深入,近年来又发现了一种新的程序性死亡形式,即铁死亡(ferroptosis)。铁死亡于 2012 年首次被提出,其主要特点是一种铁依赖性的脂质 ROS 堆积,从而引起质膜选择透过性破坏,最终表现为非细胞凋亡形式的细胞死亡。导致细胞死亡的主要原因是 ROS,特别是脂质 ROS 聚集和谷胱甘肽过氧化物酶 4(glutathione peroxidases 4,GPx4)的活性抑制。铁死亡在形态、生化和基因调控方面不同于凋亡、坏死和自噬等,特征性的形态学表现为线粒体比正常细胞小,且膜密度增加、外膜破裂,但细胞核的形态不发生改变。在生化方面,GSH 耗尽,GPx4 活性降低,脂质氧化物不能经 GPx4 催化的谷胱甘肽还原反应代谢,继而二价铁离子以类似芬顿(Fenton)反应的方式氧化脂质产生大量 ROS,促使细胞发生铁死亡。在遗传学方面,对于铁死亡的发生及调控机制研究尚处于起始阶段,目前发现铁死亡是多基因调控的,主要涉及铁稳态及脂质过氧化代谢等方面的基因变化。故认为铁、脂质 ROS 和 GPx4 是导致铁死亡的三个重要条件。

铁是人体维持正常生理活动所必需的元素。研究发现铁与多种肿瘤细胞的生物学行为密切相关,如卵巢细胞中铁可促进 MMP 和 IL-6 的合成,二者可促进肿瘤细胞侵袭、迁移,并且 IL-6 可促进肿瘤新生血管生成及化疗抵抗。铁含量增加的机制主要包括:①铁调节蛋白通过结合铁蛋白和转铁蛋白 mRNA $5'$-UTR 上的铁反应元件,阻止它们的翻译,从而抑制细胞内铁的储存和流出;铁调节蛋白同样也可以结合转铁蛋白受体 1 mRNA $3'$-UTR 上的铁反应元件,稳定 mRNA,促进转铁蛋白受体 1 的翻译,从而增加铁的摄入,使细胞内的铁含量增加。②HIF-1 对于肿瘤细胞适应低氧环境非常重要。它可诱导转铁蛋白受体 1 的表达,使细胞摄铁增加,也可诱导血红素加氧酶-1 的表达,通过抑制血红素释放铁离子,使细胞内铁循环利用增加。③RAS 基因是肿瘤中常发生突变的致癌基因,既可以上调转铁蛋白受体 1 增加铁的摄入,也可下调铁蛋白重链 1 和铁蛋白轻链减少铁的储存,以此来增加细胞内铁含量。

脂质 ROS 的形成在铁死亡过程中起着重要的作用,但其来源暂不明确。细胞膜脂质的多不饱和脂肪酸链能够经过一系列反应形成脂质 ROS。多不饱和脂肪酸经过酶促或非酶促的氧化反应,可形成脂质氢过氧化物。在铁存在的情况下,脂质氢过氧化物能形成有毒性的脂质自由基,如烷氧基自由基,造成细胞损伤。并且这些自由基能转移邻近多不饱和脂肪酸的质子,启动新一轮的脂质氧化反应并进一步传递氧化性损害。在 GPx4 缺失的小鼠细胞中,脂质 ROS 的堆积和多不饱和脂肪酸的减少,均可被 ferrostatin-1 所抑制,从而阻断铁死亡的过程,因此,脂质 ROS 介导的细胞损伤是铁死亡所必需的。

在导致铁死亡的三个重要因素中,铁和脂质 ROS 的含量都是增加的,但 GPx4 在这个过程中是减少的。GPx4 是一种硒代半胱氨酸酶,是除去脂氧自由基必备的一种酶,它可以使脂质过氧化物的含量降低,并将其转换成没有毒性的脂醇;可是一旦 GPx4 失去活性,脂质过氧化物会不断聚集,这时细胞内的铁将发挥催化作用,在铁的催化作用下脂质过氧化物形成脂质自由基,从而引起细胞死亡。GPx4 的合成需要胱氨酸-谷氨酸逆转录体,其由 SLC3A2 和 SLC7A11 两部分组成,逆转录体将合成原料胱氨酸转运到细胞内,再经谷胱甘肽-半胱氨酸连接酶合成 GPx4。在多种肿瘤中 SLC7A11 高表达,增加胱氨酸的摄入,从而使细胞内 GPx4 合成增多,减少细胞内氧化应激,避免发生铁死亡,从而促进肿瘤细胞生长。但有研究发现,mTORC2 作为多种肿瘤的生长因子受体信号通路,可以使 SLC7A11 上的第 26 位丝氨酸磷酸化,使其失活,减少胱氨酸的摄入,随之抑制 GPx4 的合成。由此可见,肿瘤细胞调节铁死亡的过程错综复杂,还有待进一步研究。

随着研究的深入,人们发现铁死亡参与机体中多种疾病的发生、发展,如哮喘、帕金森病和肿瘤等。其中,一些肿瘤细胞如卵巢癌细胞、肾癌细胞、肝癌细胞等也易发生铁死亡。在杀死肿瘤细胞和抑制肿瘤生长的过程中,铁死亡发挥了关键作用,为诱导肿瘤细胞死亡提供了新的研究方向。卵巢癌是女性生殖器官常见的恶性肿瘤之一。青蒿素是一种抗疟疾药,但也有抗肿瘤的作用,它可促进 ROS 产生,用青蒿素处理卵巢癌细胞可致细胞死亡,但该过程可被铁死亡抑制剂 ferrostatin-1 所抑制,表明青蒿素是通过诱导肿瘤细胞铁死亡而发挥部分抗癌作用的。有研究用青蒿素衍生物处理 60 种癌症细胞时发现,青蒿素衍生物可改变铁相关基因,导致细胞铁死亡。索拉非尼是一种针对晚期肝癌的药物,它可诱导肝癌细胞发生氧化应激,从而促进肿瘤细胞发生死亡。氟哌啶醇为 σ1 受体(sigma 1 receptor,S1R)的拮抗剂,而 S1R 在肝脏中含量丰富,且与氧化应激有关,给予氟哌啶醇可增加肝癌细胞对 Erastin 和索拉非尼诱导铁死亡的敏感性,增加细胞内亚铁含量和脂质 ROS 的产生,以及促进 GSH 的消耗。低密度脂蛋白二十二碳六烯酸纳米分子可通过铁死亡途径来杀伤肝癌细胞。

铁死亡的机制尚不清楚,但可认为它是细胞内氧化还原保护系统受损、铁稳态失衡所导致的以膜系结构破坏为主的一种调节性细胞死亡过程。铁死亡是一把双刃剑,一方面可对病理状态或被感染的细胞进行消除,维护和延续机体稳态,另一方面对正常细胞可能造成损伤而导致疾病。铁死亡在不同情况下有着不同的作用。为了更加全面地了解肿瘤细胞铁死亡,需要对铁死亡做更多、更深入的研究以揭示其相关机制,为靶向铁死亡治疗肿瘤提供更加充足的证据。

六、细胞坏死研究进展

细胞死亡是机体的一项基本生命过程,对胚胎发育、成体自稳态维持以及病理过程十分重要。正常的组织中经常发生细胞死亡,这是维持组织功能和形态所必需的。目前公认的细胞死亡类型有三种,第一种是凋亡,第二种是自噬,第三种是坏死。其中,细胞凋亡是最早被定义的一种程序性细胞死亡(programmed cell death,PCD),与传统的细胞坏死不同,它由高度保守的 caspase 所介导,在形态、生化特征上与传统的细胞坏死都有区别。传统的细胞死亡被认为是一类因病理而发生的死亡,当细胞发生坏死时细胞膜的通透性增高,致使细胞肿胀,细胞器变性或肿大,最后破裂,被视为无序、无从调控的细胞死亡。1988 年,Laster 等发现诱导细胞凋亡的 TNF 在 caspase 缺失的条件下能够引起细胞"气球状"质膜且无核衰变的坏死状态;1996 年,Ray 等发现牛痘病毒表达的 caspase 抑制剂 CramA 能使宿主猪肾细胞的死亡模式由凋亡转换为坏死;2015 年,化学小分子抑制剂 Nec-1 被发现能抑制凋亡转换为坏死的过程。一系列的研究发现,当细胞凋亡被抑制后,细胞才会转而发生另一种同样受到精确调控的死亡方式,即细胞坏死。化学小分子抑制剂 Nec-1 的发现推动了这一程序性细胞死亡方式的研究,使其得以被正式命名为程序性细胞坏死,即一种由死亡受体介导的 caspase 蛋白水解酶非依赖性细胞死亡方式。

程序性细胞坏死的过程中,TNF 诱导细胞死亡时 TNF 受体 1(TNF receptor 1,TNFR1)与 TNF 在细胞膜结合,TNFR1 发生构象变化,并进入细胞内与其他蛋白质形成复合物。其中 RIP1 可以与转化生长因子-β-活化激酶 1(transforming growth factor-β-activated kinase 1,TAK1)连接,激活 NF-κB 信号通路,抑制细胞死亡,当细胞受到凋亡刺激时,线粒体释放第二个线粒体来源的胱氨酸酶激活剂(second mitochondria-derived activator of caspase,Smac)蛋白到细胞质中,使其丧失抑制 caspase 8 的活性,从而促进细胞凋亡,但当 caspase 8 被抑制时,RIP1 和 RIP3 会形成复合物并与 MLKL 结合引发程序性细胞坏死,释放出大量与损伤相关的分子,同时诱发炎症反应,最终导致细胞质颗粒化、细胞器或细胞肿胀等。目前的研究表明,程序性细胞坏死作为一类新的程序性细胞死亡方式,在缺血性损伤、神经退行性疾病、恶性肿瘤、病毒感染和免疫性疾病等多种疾病的病理生理过程中发挥重要作用。

引起细胞坏死的原因很多,包括病原体、电离辐射、组织缺血和缺氧等。细菌毒素除直接引起细胞坏死外,还可通过免疫反应(如补体)激活自然杀伤细胞和巨噬细胞或释放细胞因子引起细胞坏死,以减少病原体的入侵。在病理条件下,如组织缺血、缺氧等,细胞不适当地分泌细胞因子可引起细胞坏死。最为常见的是组织器官局部缺血,引起氧、葡萄糖和其他营养物质消耗,诱导内皮细胞和周围组织细胞增殖性死亡。在多数情况下,细胞坏死是一种急性的、不可逆的和被动的过程,具有代谢功能丢失和细胞完整性遭到破坏的特点。细胞坏死的主要特征有以下几点:①ATP 浓度过低使细胞膜钠钾泵难以维持,细胞膜通透性增高;②乳酸增多,细胞质内酸度增加,原有细微结构消失;③内质网、溶酶体膜损伤,各种水解酶释放到细胞质基质中;④内质网、线粒体、溶酶体等细胞器肿胀破裂;⑤细胞核断裂固缩,后期染色质 DNA 降解;⑥结构脂滴游离,细胞质内出现空泡;⑦胞内水泡增大,细胞膜破裂,细胞内容物释放到细胞质外,引起炎症反应。

细胞坏死和细胞凋亡是多细胞生物细胞死亡的两种不同形式,在形态学、生化代谢、信号转导、结局和意义上有着明显的不同。但是,两者也存在一定的相关性,细胞凋亡在一定条件下可以转化为细胞坏死,并且近年来研究结果表明,在许多生理和病理情况下,细胞坏死同细胞凋亡一样,在一定程序下可以调控。细胞凋亡是指细胞接受某种信号或受到某些因素刺激后为了维持内环境稳定而发生的一种主动性消亡过程,是细胞的一种自杀性死亡,于 1965 年学者研究肝脏的供血与肝组织结构时被发现。研究发现细胞凋亡往往涉及单个细胞,即便是一小部分细胞凋亡也是非同步的。其特征性的变化为初期细胞之间的连接消失,同时细胞质的密度增加,核质浓缩成一个或几个大的团块,细胞核裂解成碎块,之后细胞被分割成数个由细胞膜包裹的、表面光滑的凋亡小体。凋亡小体形成之后,其表面的特殊分子对单核吞噬细胞发出强烈信号,邻近的单核巨噬细胞开始进行吞噬。细胞坏死是活体内局部组织或细胞在致病因素的作用下而发生的死亡。与细胞凋亡一样,坏死组织或细胞内正常的物质代谢完全停止,所以细胞坏死是一种不可逆的病理变化。引起组织和细胞坏死的原因很多,它们干扰破坏代谢的途径不同。任何致病因素只要作用达到一定的时间和强度,能使组织或细胞的物质代谢发生严重障碍,均可引起细胞坏死。坏死组织局部的主要变化为细胞内合成代谢停止,各种组分在酶的作用下发生分解、自溶,导致细胞破坏、组织结构异常。对于急速死亡或刚坏死的组织,即便范围较大,肉眼观察时也难以将之与健康组织区分,通常将这种组织称为失活组织。一般而言,失活组织缺乏光泽,比较浑浊,失去了正常的组织弹性,提起或切断时组织回缩不良。镜检时,刚坏死的失活组织的形态结构虽然与坏死前相似,但随着时间的推移,它必然要产生一系列形态结构和生化方面的自溶性变化。细胞质首先发生变化,其内糖原减少、核糖核酸含量降低、细胞质被伊红深染。这说明细胞质中蛋白质多肽链的正电荷增多,因伊红带负电荷,故两者结合可使细胞质红染。细胞质的嗜碱性丧失,表现为核蛋白体从粗面内质网上脱落并分散于细胞质内。在细胞质发生退行性变化的过程中,溶酶体常受损破坏,释放出大量的酸性磷酸酶、脱氧核糖核酸酶、核糖核酸酶及其他水解酶,加之细胞内的酸度增高,更使这些酶的活性增大,从而使细胞内各种微细结构很快遭到破坏,出现种种异常形态。例如,线粒体肿胀成嗜伊红小体;细胞膜边缘不整,有突起,形成小泡;随着细胞器的消失,细胞质中出现不规则的空隙。细胞核的主要变化有以下几种:①核浓缩,即细胞核体积变小,染色质浓缩、变深;②核碎裂,细胞核染色质凝集,随着核膜的破裂,染色质的颗粒直接分散于细胞质中;③核溶解,细胞核不能被碱性染料着色,镜下看不见细胞核或仅看到细胞的轮廓,最后仅留下阴影。

细胞凋亡是一种细胞主动死亡的过程,而细胞坏死是一种细胞被动死亡的过程。两者虽然在形态学、生化代谢、发生机制、结局和意义等方面均有很大的区别,但没有本质的不同,只是细胞死亡的不同形式。总的来说,细胞凋亡和细胞坏死在形态学上的区别主要如下:前者呈现出细胞膜皱缩、染色质浓缩、形成凋亡小体并被邻近细胞吞噬等特点;后者呈现出细胞体积增加、细胞器皱缩、质膜崩解等特点。更重要的是,细胞坏死发生以后,细胞内容物释放并引起免疫反应,继而,在血液中能检测到与损伤相关的分子,如 HMGB1 和线粒体 DNA 等,其被认为是细胞坏死发生的标志。细胞凋亡与细胞坏死的形态学比较见表 5.3。

表 5.3 细胞凋亡与细胞坏死的形态学比较

比较项目	细胞凋亡	细胞坏死
发生原因	细胞内部自动性	细胞外部被动性
细胞形态	细胞膜皱缩,体积缩小	体积增加,变形
线粒体	内腔闭锁,体积缩小	内腔扩大,崩解
溶酶体	萎缩,或自吞噬形成	膜破坏,各种酶类释出
细胞质	浓缩,均质着染加深	稀或浓,有颗粒或空泡
细胞的 DNA	DNA 等量断裂	DNA 无规则降解
细胞核的形态	多破裂成相等大小的块状	破裂成大小不等的块状
核与核膜	形成凋亡小体	膜破裂,碎核释出
消除方式	吞噬消除	溶解消失
周围变化	无明显改变	有明显的炎症反应

2008 年,RIP1 被鉴定为坏死抑制剂 Nec-1 的靶标。随后,RIP1 下游激酶

RIP3 及其底物 MLKL 的发现,让人们对程序性细胞坏死通路有了进一步的认识。程序性细胞坏死是由于 TNF、Fas/CD95 和肿瘤坏死因子相关凋亡诱导配体(TNF-related apoptosis-inducing ligand,TRAIL)等 TNF 家族细胞因子与膜定位死亡受体结合,继而激活胞内 RIP 家族激酶起始的。此外,脂多糖(lipopolysaccharide,LPS)、病毒 DNA 和干扰素等均可激活程序性细胞坏死信号通路。TNF 家族的成员具有多种生物学效应,在由感染或组织损伤引发的炎症反应中起着关键作用。研究表明,TNF 既可以通过激活 NF-κB 诱导细胞生存途径,也可以通过 RIP1 诱导 caspase 依赖性细胞凋亡,该过程不涉及 RIP1 激酶活性。同时,TNF 也可以激活坏死途径,该过程可被 RIP1 激酶抑制剂 Nec-1 阻断,表明 TNF 诱导的坏死途径依赖于 RIP1 激酶的活性。对于程序性细胞坏死的分子机制的认识大部分来源于膜受体 TNFR1 介导的坏死途径的研究。TNFR1 与其配体 TNF 结合后,其 C 端死亡结构域与接头分子肿瘤坏死因子受体相关死亡结构域蛋白(TNFR1-associated death domain protein,TRADD)的死亡结构域发生相互作用,进而促使 RIP1、肿瘤坏死因子受体相关因子 2/5(TNFR-associated factor 2/5,TRAF2/5)、细胞凋亡抑制蛋白 1/2(cellular inhibitor of apoptosis protein 1/2,cIAP1/2)及线性泛素链组装复合体(linear ubiquitin chain assembly complex,LUBAC),形成复合体Ⅰ(Complex Ⅰ)。在 Complex Ⅰ 中,RIP1 快速地被 LUBAC 和 cIAP1/2 进行相应的线性和 K63 连接的多聚泛素化修饰。RIP1 作为泛素化修饰的支架蛋白,募集 NEMO 或者 TAK1,进而激活 NF-κB 和 MAPK 信号通路,促进炎症的发生和细胞的存活。而后在 CYLD(cylindromatosis)对 RIP1 的去泛素化或者泛素化修饰酶 A20 切割,以及 cIAP1/2 被抑制的情况下,Complex Ⅰ 进入细胞质内形成新的蛋白复合体 Complex Ⅱa。Complex Ⅱa 的成员包括 TRADD、TRAF2/5、RIP1、FADD 以及 procaspase-8/10。procaspase-8/10 被剪切后激活,进而将 BID 剪切成 tBID,激活线粒体凋亡通路。另外,caspase-8/10 也会激活 caspase-3/6/7,引发凋亡。然而,当 RIP3 和 MLKL 的表达水平足够高或 caspase-8 活性降低或缺失时,TNF 刺激会促使 RIP1、RIP3、FADD 和 procaspase-8 组成 Complex Ⅱb,Complex Ⅱb 则会演变形成坏死复合体。在坏死复合体中,RIP1 与 RIP3 通过它们各自的 RHIM 相互作用,形成淀粉样蛋白,进而 RIP3 发生自磷酸化

（人源 RIP3 在 Ser227 位点，鼠源 RIP3 在 Ser232 位点）。磷酸化的 RIP3 募集底物 MLKL 并使其磷酸化，磷酸化的 MLKL 发生寡聚化，其 N 端螺旋束可结合磷脂酰肌醇磷酸（phosphatidylinositol phosphate，PIP）和线粒体特异性的心磷脂（cardiolipin，CL），MLKL 进而从细胞质转位到富含 PIP 或 CL 的细胞膜上，使细胞膜完整性受到破坏，促进细胞坏死的发生。

引起细胞坏死的因素主要包括细胞因子、离子通道、氧化还原反应、线粒体、Bcl-2 家族、热休克蛋白和各种蛋白酶、核酸酶等。

引起细胞坏死的细胞因子包括 IL-1、TNF、IFN、FAS 和 TRAIL 等。这些细胞因子不仅能够启动细胞坏死程序，而且能够启动细胞凋亡程序。如在糖尿病中，胰腺的 β 细胞在细胞因子 IL-1β、TNF-α 和 IFN-γ 作用下，发生细胞坏死和细胞凋亡。有研究报道部分细胞坏死与细胞凋亡的 caspase 途径无关，如 FAS 启动的 caspase 非依赖性细胞死亡见于人 Jurkat 细胞中，加入抗 FAS 抗体，能够导致细胞凋亡和细胞坏死，而加入 caspase 抑制剂 z-VAD-fmk 能够阻止细胞凋亡形态学改变和线粒体细胞色素 c 释放，但并不能阻止细胞坏死，而细胞转染 FAS 基因后，将其培养在抗 FAS 抗体中，能够引起细胞凋亡。这些结果表明在同一种细胞中同时存在细胞坏死和细胞凋亡程序。

细胞死亡常常伴随着无机离子平衡的严重破坏。当细胞损伤后，细胞内钙离子、氢离子、钠离子、钾离子和氯离子等与细胞周围环境交换。细胞死亡依赖于细胞损伤的类型和严重程度。当细胞质钙离子、钠离子和镁离子大量增加时，表现为细胞坏死。而当细胞内氢离子增加和钾离子减少，钠离子正常和钙离子适当程度地增加时，表现为细胞凋亡。因此，使用离子通道抑制剂能够保护细胞免受缺血、缺氧和毒素等引起的细胞坏死。

MAPK 家族成员 JNK，也称为 SAPK，是应激反应诱导细胞凋亡中的主要激酶。经研究 JNK 参与了细胞坏死。大脑中动脉阻塞引起缺血性疾病的研究表明，缺血后 4 h 蛋白激酶 JNK 和 p38 表达增加。也有研究报道，通过抑制 JNK 活性和 p38 表达，能够减少细胞坏死。同时，经研究激活 Akt 激酶和 MAP 激酶，能够保护应激反应诱导的细胞凋亡和细胞坏死。

线粒体在细胞凋亡和细胞坏死调节中具有不可替代的作用。线粒体在细胞凋亡和细胞坏死中起中心环节作用的关键在于其结构和功能，主要表现为以下几个方面：①作为 ATP 来源,通过 ATP 依赖和非依赖性途径介导细胞凋亡和细胞坏死；②作为细胞凋亡和细胞坏死促进因子的来源,启动或扩大 caspase 依赖的凋亡程序(如通过细胞色素 c 释放和 AIF 释放)；③产生控制细胞自杀程序的 ROS。

Bcl-2 家族蛋白成员在调节细胞对致死性信号的反应中起十分重要的作用。Bcl-2 家族蛋白成员(Bcl-2、Bcl-xL 等)不仅能够抑制细胞凋亡,而且能够抑制细胞坏死。其作用机制可能与细胞坏死和细胞凋亡具有部分共同的信号通路有关。

细胞坏死是一种促炎性的程序性细胞死亡方式,其过程中伴有大量细胞内容物的释放。释放出的相关损伤因子会激活机体的免疫应答,广泛参与各种疾病的病理生理过程,包括感染性炎症性疾病、肿瘤发生及转移等。

细胞死亡和炎症在疾病的病理过程中是不可分割的两个过程,坏死细胞内容物的释放会引起炎症反应,而炎症反应又会进一步促进细胞的死亡。并且越来越多的证据表明,RIP1 和 RIP3 除了作为程序性细胞坏死的核心效应蛋白以外,还直接参与了炎症反应。在树突状细胞(DC)中特异性敲除 caspase-8 可导致全身性自身免疫性疾病,以及 DC 对于 TLR 配体的超高反应性,并伴有大量促炎性细胞因子的分泌,包括 TNF、IL-1β、IL-6、IL-12,其中 RIP1 介导了这些细胞因子的分泌。另外,也有研究表明,RIP3 参与了一个独特的 NLRP3 炎性体信号通路。在 cIAP1/2 或者 XIAP 活性缺失的条件下,巨噬细胞或者 DC 中 TLR4 的激活能促发炎性体的形成和 IL-1β 的产生,这个过程依赖于 RIP3 的激酶活性。

程序性细胞坏死存在于多种肾脏、肝脏等的疾病中。早期 Okusa 实验室发现,在急性肾损伤中同时存在细胞凋亡和细胞坏死两种死亡方式。Monte 实验室发现,在顺铂诱导的 HK-2 人肾脏近曲小管上皮细胞损伤中,加入细胞凋亡抑制剂,能使肾细胞发生程序性细胞坏死,且能被 Nec-1 抑制。Krautwald 实验室发现在急性肾衰竭中,程序性细胞坏死和铁死亡是两种交替的死亡方式,共同促进肾脏的病理发展。这些研究表明,程序性细胞坏死的抑制剂可应用于肾脏疾病的治疗中。在肝脏疾病中,Dimanche-Boitrel 实验室发现,在 ConA 诱导的急性肝炎中,RIP3 表达上调,且 Nec-1 能降低肝损伤程度。Trautwein 实验室发现,在肝细胞中特异性敲除 caspase-8,能促进 ConA 诱导的肝损伤。Wirtz 实验室发现,在 ConA 诱导的肝炎动物模型中,MLKL 介导了肝细胞不依赖于 RIP3 的程序性细胞坏死过程。

细胞死亡与增殖在多细胞生物中维持着动态平衡。过度的细胞死亡将导致炎性、退行性疾病的发生,而过度的细胞增殖则促进肿瘤的形成,对机体正常稳态的维持都具有不利的影响。有研究显示,程序性细胞坏死抑制肿瘤的发生,相反也有研究表明,程序性细胞坏死促进肿瘤的发生及转移。Luedde 实验室发现,在肝细胞特异性敲除 Tak1 的肝肿瘤模型中,激活 RIP3 将抑制肿瘤的生长。同时,在结肠癌患者以及患有炎症性肠病(IBD)的肿瘤患者中,RIP3 水平下降。RIP3 缺失的小鼠对于结肠炎相关的结肠癌有很高的易感性。相似地,在生存率比较低的胰腺癌、结肠癌、宫颈鳞状细胞癌患者中,MLKL 水平较低。因此可以认为,RIP3 和 MLKL 可能是两个关键的肿瘤抑制蛋白。对于 RIP3 和 MLKL 抑制肿瘤的机制,有研究显示,在多种不同的乳腺癌亚型中,MLKL 的表达与肿瘤细胞微环境中 B 细胞、NK 细胞和 T 细胞的存在呈正相关,而 RIP3 的表达只在 HER2 阳性的乳腺癌中与淋巴细胞的存在呈正相关。这可能是由于 RIP3/MLKL 信号途径影响了肿瘤的免疫原性,从而调控了肿瘤微环境。另外,在多种癌细胞中发现了 RIP3 高度甲基化。

不同的是,Miller 实验室发现,在人的胰腺导管上皮癌中,RIP3/MLKL 高表达。RIP3/MLKL 通过产生 CXCL1 和 Mincle 诱导肿瘤免疫微环境从而促进胰腺癌的发生。另外,Li 实验室发现,在一些乳腺癌细胞中,RIP3 基因敲除或者 MLKL 抑制剂 NSA 的使用均会降低这些肿瘤细胞在体内的成瘤率。同时研究还发现,在部分食管癌及结肠癌病例中,高水平表达的磷酸化的 MLKL 与患者的低存活率相关。在炎症相关结直肠癌中,RIP1 抑制剂 Nec-1 的使用抑制了肿瘤的生长。程序性细胞坏死除了在肿瘤发生中有重要作用外,还有促进肿瘤细胞转移的功能。Strilic 实验室发现,肿瘤细胞上的淀粉样蛋白与内皮细胞上的死亡受体 DR6 相互作用诱导内皮细胞的坏死,从而促进肿瘤的转移,其中使用 Nec-1 或者在内皮细胞中特异性敲除 RIP3 都将减少内皮细胞的坏死、肿瘤细胞的渗出及转移。然而,Wong 实验室发现,RIP1/RIP3 增加血管的通透性、促进肿瘤细胞的渗出不依赖于它的促坏死功能,RIP3 激酶活性丢失和 MLKL

的敲除并不影响肿瘤细胞肺转移的效率。他们发现,RIP3 缺失的内皮细胞对一些渗透因子的反应性降低,如血管内皮生长因子,导致血管通透性降低。最近的研究报道,死亡细胞的微环境会影响肝脏肿瘤生成的亚型;凋亡性的微环境会促使肝细胞向肝癌细胞转化;坏死性的微环境会促使肝细胞向肝内胆管癌细胞转化。

七、细胞自噬研究进展

"自噬"这一概念因 Ashford 和 Porten 在 1962 年用电子显微镜观察到在人的肝细胞中存在"self-eating"(自食)现象而得名,它是细胞对内、外环境的一种基本调节方式。自噬现象普遍存在于真核细胞中,最终通过溶酶体蛋白酶降解。但自噬并不一定导致细胞死亡,更多情况下,它是细胞的一种保护机制。Mishim 等发现通过抑制细胞自噬可增强氯喹联合伊马替尼或十四烷酰佛波醇乙酸酯(TPA)诱导的细胞死亡,说明自噬可能具有阻止或延迟细胞死亡的作用。自噬可防止细胞损伤,促进细胞在营养缺乏的情况下存活,并对细胞毒性刺激做出反应。研究表明,自噬能在细胞稳态、衰老、免疫、肿瘤发生及神经退行性疾病等多种生理病理过程中发挥重要作用。

自噬是由自噬相关基因(autophagy-related gene,Atg)调节的,Atg 基因家族参与自噬过程的各个阶段,发挥着不可或缺的功能。根据包裹物质及运送方式的不同可将自噬分为 3 种类型:巨自噬(macroautophagy)、微自噬(microautophagy)和分子伴侣介导的自噬(chaperonemediated autophagy)。自噬可能参与 DNA 损伤应答及修复过程。自噬功能是正常组织中的生理过程,在外环境压力(氨基酸缺乏、葡萄糖供应不足、氧供减少)或内环境变化(蛋白质和 DNA 改变、线粒体损伤、微生物感染)的条件下,细胞通过自噬作用"自我消化"一部分内容物,达到抵御代谢压力或清除损伤细胞器的目的。自噬作用在基础水平上的持续性对正常组织维持自我稳态具有重要作用。

自噬是普遍存在于真核细胞中的细胞生物学行为,其本质是来源于粗面内质网的无核糖体附着区的双层膜,包裹部分细胞质和细胞内需要降解的细胞器、蛋白质、受损伤的细胞结构等而形成自噬体,然后与溶酶体融合形成自噬溶酶体,降解其所包裹的内容物,以实现细胞本身的代谢需要和某些细胞器的更新,在细胞生长、发育和疾病发展中发挥着重要的作用。自噬的过程可分为自噬的发生、自噬体的形成、自噬体与溶酶体融合形成自噬溶酶体并降解物质3个阶段。在自噬发生过程中,首先是来源不明的分隔膜凹陷形成月牙形或杯状的双层膜结构,将部分细胞质及受损细胞器包裹,形成具有双层膜结构的自噬体,随后自噬体与溶酶体融合形成单层膜的自噬溶酶体,被包裹的物质经溶酶体蛋白酶水解,自噬中的"货物"被降解,一些产物如氨基酸、脂肪酸等被运送到细胞质中,供细胞重新利用,而残渣或被排出到细胞外或滞留在细胞质中,最终实现细胞的物质代谢和细胞器更新。

细胞凋亡和细胞自噬之间存在着复杂的相互作用关系,抑制细胞凋亡可能引起细胞自噬,而对细胞自噬进行抑制则会促进细胞的凋亡过程,它们可能受到共同的上游信号通路调控。

细胞自噬主要受两个复合体的调节,即 mTOR 复合体和 Beclin1 复合体。

mTOR 复合体的激活可抑制细胞自噬的发生,mTOR 作为多条信号通路中的中间环节,同时也受上游调节物的调节。目前已明确 mTOR 为 PI3K/Akt 信号通路的下游分子,可以整合生长因子、激素的信号转导,激活的 PI3K/Akt 可使 mTOR 活化;能量感受器激酶 AMPK 在胞内 AMP/ATP 值增高时活化,可使 mTOR 失活等。上述机制中,最重要的是 PI3K/Akt 介导的信号通路。

Beclin1 复合体可促进细胞自噬的发生。Beclin1 复合体由 Bcl-2、Beclin1、UVRAG 和 Vps34 组成。Bcl-2 是一种凋亡抑制蛋白,具有抑制自噬的功能,这种抑制自噬的机制被认为是其与 Beclin1 的 BH3 结构域结合,减弱了 Beclin1 与 Vps34 的相互作用,不能促进 Atg 结合到前自噬结构 PAS 上,从而抑制自噬的发生。这种结合也受到信号通路的调节:在饥饿的情况下,激活 c-Jun 氨基末端激酶 1(JNK1),磷酸化 Bcl-2,导致其与 Beclin1 结合能力减弱,刺激自噬的发生;而在营养充足的情况下,非磷酸化的 Bcl-2 与 Beclin1 结合加强,从而阻断自噬。由此可以看出 Beclin1 通过 Bcl-2 整合了由应激刺激引起的 JNK 信号通路传来的信号转导。

上述两个复合体通过 Vps34 联系起来。研究表明:氨基酸增多时可通过 Vps34 活化 mTOR,从而抑制自噬的发生;但 Vps34 也可活化 Beclin1 复合体,从而促进自噬的发生,两者是相互矛盾的。因此,Vps34 调节自噬的作用是复杂且不清晰的。目前,有假说认为 Vps34 是在不同的亚细胞区来调节自噬和 mTOR 活性的。它们及其上游和下游信号通路一起组成了一个复杂的信号调控网络,从而精准地调节自噬。

自噬与肿瘤:自噬对肿瘤的影响是复杂且多方面的,既可以在恶劣环境中提高肿瘤对于应激的耐受性,也可以在肿瘤发展的不同时期抑制其发生和发展。恶性肿瘤的发生、发展、转移等诸多步骤均与自噬相关,同时许多化疗药物可以诱发肿瘤细胞自噬,因此针对细胞自噬而采取相关干预策略有望成为一种新的肿瘤防治的手段。目前与自噬作用关系密切的药物可以分为以西罗莫司、三氧化二砷为代表的自噬激动剂和以氯喹为代表的自噬抑制剂两类。西罗莫司通过抑制 mTOR 激酶活性诱导细胞自噬,抑制多种细胞来源的肿瘤的生长并诱导肿瘤细胞死亡,同时也可以增加肿瘤细胞对放化疗的敏感性。自噬通路的异常可能导致肿瘤的发生。在已经形成的肿瘤组织中,自噬可以促使肿瘤细胞应对各种代谢或应激压力以及化疗药物对细胞的损伤,可能充当着促进肿瘤细胞存活的角色。有研究表明上调细胞中的自噬水平可能会引起肿瘤对放疗、化疗甚至靶向治疗的耐受性,而抑制细胞自噬会增强抗肿瘤药物的细胞毒性作用,这提示自噬在肿瘤治疗效果的发挥中起着非常关键的作用。

目前,已有确切证据表明,在乳腺癌、卵巢癌、前列腺癌和脑瘤中 Beclin1 表达水平下降;Qu 等通过基因敲除的方法建立小鼠 Beclin1 模型,发现小鼠虽能存活,但肿瘤的自发率很高;Ding 等在对 44 名肝细胞性肝癌患者的研究中发现癌组织中 Beclin1 的表达下调,由此得出自噬可能会抑制肿瘤的发生。首先,自噬作为 Ⅱ 型程序化细胞死亡,属于细胞死亡的一种类型,当自噬能力降低时,细胞增殖旺盛,进而形成肿瘤;其次,当细胞处于应激状态时,DNA 和蛋白质受到损伤,这将依赖自噬将其清除或修复来维持细胞的稳态,若自噬能力降低,DNA 受损将造成肿瘤的发生。

现阶段对于自噬的研究尚无法明确自噬和自噬性细胞死亡与肿瘤发生与发展的相互关系、自噬和自噬性细胞死亡的调节机制、自噬在病毒感染相关肿瘤的发生与发展中的作用、自噬与凋亡的关系、自噬与肿瘤的转移及耐药等诸多问题。未来研究着重在分子层面上探讨自噬与肿瘤的关系的同时,还可将细胞自噬应用于临床诊断与治疗。预计在将来会鉴定出更多介导自噬的蛋白质、信号通路，并且会开发出更多、更有效的针对细胞自噬的药物。

八、细胞凋亡研究进展

细胞凋亡又称程序性细胞死亡（programmed cell death，PCD），是一种具有生理性和选择性受基因精细调控主动发生的细胞生理性死亡。区别于细胞病理性死亡，细胞凋亡是细胞在发育到某一阶段的正常生理现象，在维持机体内环境稳态方面起到十分重要的作用，是调节生物体正常发育不可或缺的一种重要机制。

细胞凋亡是一个"主动性细胞自杀"的过程，是程序性细胞死亡的一种表现形态，是对免疫应答的负反馈调节，是消耗 ATP 的主动死亡，因此从启动到结束，细胞凋亡都是在基因的严密调控下进行的。细胞凋亡主要由半胱氨酸蛋白酶家族执行。caspase 基因、Bcl-2 基因、癌基因和抑癌基因等多种基因均可以调节和控制细胞凋亡。

研究表明，细胞凋亡不仅参与维持机体内环境稳态，还能介导或抑制多种肿瘤细胞生长。细胞凋亡是一个复杂多样的生理生化过程，涉及多种信号通路。这些复杂反应过程有多种不同的途径，细胞凋亡可被多种细胞信号激活。

Bcl-2 家族蛋白相互作用在细胞凋亡中较为重要。当细胞受到内源性刺激时可激活 Bcl-2 相关蛋白（BAX）和 Bcl-2 的拮抗蛋白（BAK），并激活效应蛋白 caspase-3 和 caspase-7，诱导细胞凋亡。

目前普遍认为，细胞凋亡途径包括内源性信号通路和外源性信号通路。内源性信号通路包括内部线粒体通路及内质网应激通路。外源性死亡受体通路在细胞凋亡中起着十分重要的作用。

（1）外源性死亡受体通路

细胞凋亡的外源性（胞外）信号通路中，细胞死亡受体 TNF 与其相应的配体 FAS/CD95 结合，并在细胞内募集相应的衔接分子，激活细胞凋亡起始蛋白 caspase-8，活化的 caspase-8 切割并激活效应蛋白 caspase-3 和 caspase-7，进而诱导细胞凋亡。由外界因素作为细胞凋亡的启动剂，通过不同信号通路将凋亡信号转导到细胞内,从而诱导细胞凋亡。死亡受体为一类跨膜蛋白,属肿瘤坏死因子受体(TNFR)。外源性死亡受体介导细胞凋亡的主要形式包括 TNFR、Fas/FasL 及 TRAIL 通路。

（2）内部线粒体通路

线粒体是三磷酸腺苷(ATP)的主要合成场所,可为细胞提供能量,参与细胞凋亡、细胞分化、细胞信息传递等生理过程,参与细胞生长和细胞周期的调控。细胞色素 c(Cyt c)是参与内部线粒体凋亡的重要物质。Cyt c 的释放受 Bcl-2 家族蛋白的调节,在线粒体中 Bax 家族与 Bcl-2 家族结合,可改变线粒体膜的通透性,让跨膜电位丢失并释放 Cyt c 和其他蛋白质,最终使 Cyt c 和凋亡诱导因子等蛋白质从线粒体释放到细胞质中,以诱导 caspase 信号通路级联反应。

（3）内质网应激通路

内质网是机体重要的细胞器之一,是机体合成、加工和修饰所需蛋白质、固醇和脂质的场所,也是胞内钙离子存储的场所。当内质网的功能受损时,细胞会发生适应性改变。内质网应激通路是指内质网调控钙离子,或凋亡酶在内质网上激活死亡受体,诱导钙离子释放,使二硫键不能形成,引起蛋白质的错误折叠及蛋白质在内质网腔内积聚,进而促进细胞凋亡分子表达,引发细胞内的级联反应,导致细胞发生死亡。

1. 细胞凋亡与免疫系统疾病

自身免疫性疾病(autoimmune disease,AID),是指机体对自身组织抗原免疫耐受失调,引起机体对自身组织或组织中的某种成分产生免疫应答,触发免疫系统对自身组织的攻击,从而导致机体组织损伤或多器官功能障碍的一类疾病。根据病变部位不同,自身免疫性疾病分为系统性红斑狼疮(SLE)、类风湿关节炎(RA)、干燥综合征、系统性硬化症(SS)及炎性肌病。

自身免疫性疾病的发病机制十分复杂,尚未完全明确。目前普遍认为自身免疫性疾病的发病机制与病原微生物感染、树突状细胞、CD4$^+$CD25$^+$调节性 T 细胞、Th17 细胞及相关细胞因子、Fas/FasL 诱导的细胞凋亡等众多因素相关。自身免疫性疾病不仅受免疫调控机制影响,Placzek 等还提出细胞凋亡过程中相关因子的变化也可能引起自身免疫性疾病。

2. 细胞凋亡与神经退行性疾病

神经退行性疾病也称神经系统变性疾病,是一类神经系统退行性疾病的统称。阿尔茨海默病(Alzheimer disease,AD)是其中最具代表性的疾病,是一种持续性的中枢神经系统障碍。阿尔茨海默病是一种复杂的异质性疾病,病因迄今不明。大量研究表明,引起神经元凋亡的因素很多,如遗传因素、免疫因素和环境因素等。细胞凋亡导致大量神经元死亡是引发神经系统疾病的重要机制之一。

3. 细胞凋亡与心血管疾病

动脉粥样硬化(atherosclerosis,As)是一种慢性多因素心血管疾病,是心血管疾病发作的主要因素。血管内皮细胞紧密排列,能够抵御外界各种因素侵袭,是抵御外来物质入侵的重要防线。高血脂、高血压、胰岛素抵抗、吸烟等是导致内皮功能障碍的危险因素。血管内皮细胞通过抗血小板聚集、抗凝、抗炎和调节血管生成等维持血管稳态。促血管内皮细胞过度凋亡会导致内皮细胞破坏,形成脂质沉积,导致细胞间黏附分子-1(ICAM-1)及血管细胞黏附分子-1(VCAM-1)释放,促使单核细胞黏附到内皮细胞上,这些单核细胞进入内膜后转化为巨噬细胞,巨噬细胞摄取低密度脂蛋白并转化成泡沫细胞,形成炎症,促进As的发展。

4. 细胞凋亡与肿瘤

细胞凋亡机制高度保守并受严格调控,凋亡过多、过少,或在错误的时间、地点发生,都可能导致各种疾病如癌症的发生。程序性细胞死亡或凋亡的失控使肿瘤细胞即使在氧化应激和缺氧的情况下也能存活,因此,细胞凋亡紊乱与肿瘤发病机制紧密相关。

逃避凋亡的机制大致可分为以下几种:①促凋亡和抗凋亡蛋白平衡失调:如miRNA的功能是介导特异性靶基因沉默。特定的miRNA在癌症中的作用(致癌或抑癌)可能依赖于其靶基因,直接或间接参与调节多个凋亡通路。因此,miRNA可靶向调节不同凋亡相关基因参与肿瘤的发生、发展及治疗抵抗。②死亡受体信号转导功能障碍:目前外源性死亡受体通路主要含有3类,即CD95/CD95L、TRAIL和TNFR信号通路,各通路在诱导细胞凋亡过程中的信号启动、转导、信号调节中均不相同但又有相似之处。3条通路并非单独完成,也有交汇点,主要表现在通过不同渠道激活 caspase 后启动细胞凋亡。

研究发现,Bcl-2 在卵巢癌、甲状腺癌、白血病等恶性肿瘤中均过表达。

MAPK 信号通路在介导细胞反应时有着十分重要的作用,其广泛存在于细胞的生长繁殖、分裂死亡以及细胞内各种生化反应信号的变化过程中。研究发现,JNK 和 p38 MAPK 的激活会促使细胞凋亡,而 ERK1/2 的激活会抑制细胞凋亡。JAK/STAT 信号通路具有调节细胞增殖、凋亡等功能。此外,肿瘤坏死因子 α 诱导蛋白 8 样分子 2(tumor necrosis factor-α-induced protein 8-like molecule 2,TIPE2)是一种先天免疫负调控因子。TIPE2 也可与 caspase-8 结合,抑制 AP-1 和 NF-κB 活化,促进 Fas 介导的细胞凋亡。

肿瘤的发生不仅与细胞的异常生长和分化有关,还与细胞凋亡的异常密切相关。早在 1972 年就有学者提出恶性肿瘤中的自发凋亡可能与肿瘤消退有关。肿瘤渗出的巨噬细胞可激活外源性死亡受体通路,介导细胞凋亡发生。细胞凋亡是机体抗肿瘤的一种保护机制,可维持机体正常生理状态及功能。目前,在药物抗肿瘤的研究和治疗中,主要是检测细胞凋亡信号通路关键蛋白。因此,研究细胞凋亡可为肿瘤治疗指明新的方向。

九、血管生成与肿瘤研究进展

(一) 血管生成概述

血液循环系统在向组织输送营养和化学物质、清除废物及维持体内平衡等方面具有重要作用。毛细血管是血液实现物质交换的重要场所,血管生成通常从毛细血管开始。血管生成是指体内组织或器官以出芽为主的方式在已有的毛细血管基础上生成新生毛细血管的过程。血管生成除了参与伤口愈合、女性月经周期等正常的生理过程和类风湿关节炎等病理过程,还能作为恶性肿瘤细胞进入血液循环并发生转移的介质而参与恶性肿瘤的发展过程。

血管生成是肿瘤发生、发展以及转移的重要条件。1971 年,哈佛大学的 Folkman 教授提出血管生成是肿瘤生长和转移所依赖的必要条件。血管生成是恶性肿瘤发展的特征之一,从现有血管长出新生血管的过程包括血管基底膜的降解,血管内皮细胞(vascular endothelial cell,VEC)的激活、增殖和迁移以及新生血管生成等多种复杂过程。血管生成是肿瘤发展过程中一个极为关键的步骤,它把肿瘤的生长分为两个阶段:在无血管期,瘤体半径不会超过 2 mm,肿瘤主要依靠弥散在其周围的营养物质和氧气生存,生长缓慢且不具有转移能力;当瘤体半径超过 2 mm 时,肿瘤开始建立自己的血管网以获得足够的营养,此时肿瘤迅速生长并有能力发生转移。恶性肿瘤的生物学特点是浸润性生长并发生转移,血管生成则是恶性肿瘤浸润性生长和转移的基础。在肿瘤的生长过程中,肿瘤细胞会诱导微环境中血管生成因子的释放以促进大量新生血管生成,这些新生血管可以提供必需的氧气和营养物质以供肿瘤细胞的生长,且由于肿瘤组织新生的血管结构不完整,肿瘤细胞容易穿过血管进入血液循环,发生远处转移。另外,肿瘤细胞的代谢主要依靠糖酵解的方式进行,而糖酵解过程中产生的乳酸也可促进肿瘤血管的新生。

肿瘤血管与正常组织中的血管在结构上有很大的差别。正常组织中,血管内皮细胞排列整齐,周细胞与血管内皮细胞结合紧密。而在恶性肿瘤中,肿瘤血管内皮细胞排列松散,周细胞与血管内皮细胞结合疏松,周围肿瘤细胞和间质细胞压迫血管壁。这种特异性结构会造成多种后果,具体如下:①血管内皮细胞形态异常,细胞连接减少;②血管周细胞连接疏松甚至缺失,覆盖率低;③基底膜不完整,厚度不均匀;④血管系统结构出现紊乱,血管扭曲,血管壁结构异常,薄而多裂。血管内皮细胞从静息状态向活化状态转化在肿瘤生长与血管生成过程中非常关键。血管内皮细胞是血管生成过程的主要参与者,可塑性强,长期处于静息状态。一旦受到血管生成因子的刺激,血管内皮细胞就会立即切换至活化、高度增殖和迁移的状态。在这种活化状态下,血管内皮细胞旺盛的代谢过程为血管内皮细胞增殖和迁移提供能量,促进新生血管生成。肿瘤血管生成相关的血管内皮细胞代谢途径包括糖酵解途径、脂肪酸氧化途径和谷氨酰胺代谢途径。糖酵解途径是血管内皮细胞最主要的代谢途径。与静息状态的血管内皮细胞相比,血管内皮细胞活化伴随着高水平糖酵解,从而为肿瘤血管生成提供能量。与正常组织不同,肿瘤细胞高水平糖酵解造成的低糖环境导致肿瘤组织的血管内皮生长因子(vascular endothelial growth factor,VEGF)表达上调。此外,当组织缺氧时,肿瘤细胞也会分泌 VEGF 等血管生成因子,上调血管内皮细胞中的糖酵解关键酶的表达,活化糖酵解途径,促进心血管中尖端细胞形成,提高其迁移能力;活化的糖酵解途径还可增强茎细胞的增殖能力,进而促进管腔的形成。因此,肿瘤血管生成受到血管内皮细胞代谢和血管生成相关信号通路的共同驱动。

(二)影响血管生成的因素

肿瘤血管生成是一个复杂的过程,受到多种血管生成因子和血管生成抑制因子的严格调控。在肿瘤血管生成过程中,支持肿瘤生长的血管生成因子主要有 VEGF、胎盘生长因子(placental growth factor,PIGF)、碱性成纤维细胞生长因子(basic fibroblast growth factor,bFGF)、血小板源性生长因子(platelet-derived growth factor,PDGF)、表皮生长因子(epidermal growth factor,EGF)、血管生成蛋白(angiogenin,Ang)和转化生长因子-β(transforming growth factor-β,TGF-β)等,这些因子通过与相应的受体结合,激活下游信号通路,从而调控肿瘤血管的生成。血管生成抑制因子主要有血小板应答蛋白-1(thrombospondin-1,TSP-1)、血管抑素(angiostain)、血管内皮细胞抑制素(endostain)、金属蛋白酶组织抑制剂(tissue inhibitor of metalloproteinase,TIMP)以及干扰素-α(interferon-α,IFN-α)等,这些内源性抑制剂可直接抑制血管内皮细胞的增殖与迁移活性,从而抑制血管生成,并阻断肿瘤的生长与转移。正常生理状态下,肿瘤组织中的血管生成因子与血管生成抑制因子处于动态平衡,使得肿瘤处于休眠状态。当平衡被打破,并朝向血管生成方向发展时,肿瘤细胞将分泌血管生成因子。单核细胞、巨噬细胞等相关细胞受血管生成因子上调或血管生成抑制因子下调的刺激,产生血管生成因子,导致血管生成,促进肿瘤发生转移。

(1)血管内皮生长因子(VEGF)

VEGF 可促进血管通透性增加及血管内皮细胞增殖,从而促进肿瘤血管生成。VEGF 表达上调可促进血管内皮细胞有丝分裂、新生血管生成。此外,VEGF 还可以自分泌的形式促进肿瘤细胞生长。研究表明,在肿瘤组织生长过快以及缺氧的条件下,VEGF 表达上调,这与肿瘤血管恶性程度及预后呈正相关。研究表明,VEGF 为血管内皮细胞的迁移及肿瘤转移提供基质,从而参与肿瘤新生血管的生成。VEGF 在恶性肿瘤组织中的表达受到多种因素的调节，比如肿瘤组织的缺血、缺氧，RAS 基因突变，转化生长因子、表皮生长因子等生物因子的变化等。相关研究表明，VEGF 在鼻咽癌组织中高表达，与鼻咽癌组织血管密度、血管侵犯、淋巴结转移及其他远处转移、肿瘤分期有关。由此可见，VEGF 通过促进肿瘤组织血管的生成，在肿瘤发生、发展过程中发挥着重要作用。

（2）碱性成纤维细胞生长因子（bFGF）

bFGF 是重要的血管生成因子，是成纤维细胞生长因子家族的重要成员，与血管生成过程密切相关。bFGF 常与 VEGF 的分泌相互调节，在细胞的有丝分裂中亦扮演着重要角色。此外，bFGF 在血管生成、创伤愈合、组织修复和再生，以及神经组织生长发育过程中具有十分重要的作用。研究表明，bFGF 在前列腺癌、非小细胞肺癌等多种恶性肿瘤组织中高表达。癌变组织局部的 bFGF 表达上调，可促进肿瘤新生血管的生成，进而促进肿瘤生长。Hu 等认为，bFGF 高表达与肺癌预后不良密切相关，可能原因是 bFGF 可通过调节肺癌组织间质微血管生成来促进肿瘤的生长、转移。有学者研究发现，抗 bFGF 治疗可抑制肝癌、黑色素瘤及肺癌的发展。上述研究表明，肿瘤中高表达的 bFGF 促进了肿瘤组织血管的生成，促进了肿瘤的进展，是肿瘤不良预后的重要指标之一。

（3）表皮生长因子受体（epidermal growth factor receptor，EGFR）

EGFR 是原癌基因 C-erbB-1 的表达产物，具有维持细胞存活的功能。EGFR 表达异常可导致组织细胞异常增殖。研究显示，EGFR 在很多人类恶性肿瘤中高表达，与肿瘤微血管生成存在相关性，在肿瘤细胞增殖和肿瘤组织的发展中起着重要的作用。异常表达和活化的 EGFR 可通过不同的生物信号通路作用于肿瘤细胞，从而产生不同的生物效应。如通过 ERK/MAPK、PI3K/Akt 等信号通路调节细胞的增殖和凋亡，诱导肿瘤血管生成。研究表明，EGFR 可促进肿瘤组织的血管生成，在肿瘤化疗耐药的产生过程中具有重要作用。Jin 等研究发现，EGFR 在非小细胞肺癌的发展中起着重要作用，其通过酪氨酸激酶信号通路激活 VEGF 的表达，两者相互作用促进肿瘤血管的生成，从而为肿瘤细胞增殖和肿瘤组织生长提供充足的养料，促进肿瘤快速生长。Moores 等研究发现，降低 EGFR 的表达可以有效抑制肺癌发展。由此可见，EGFR 可通过诱导肿瘤微血管的生成来促进肿瘤的发展，并对肿瘤治疗耐药的产生过程具有重要作用。

（4）血管生成蛋白（Ang）

Ang 是一组内分泌性的细胞因子，在血管重塑、肿瘤的发展等过程中发挥重要作用。Ang 家族由 Ang-1、Ang-2、Ang-3、Ang-4 组成。Ang-1 主要通过激活其酪氨酸激酶受体 Tie-2 抑制内皮细胞凋亡，促进内皮细胞出芽、迁移、趋化，稳定血管、防止渗漏。Ang-2 通过抑制 Ang-1 活化，形成内分泌调节环路以维持血管生长、退化的动态平衡，起到血管重塑作用。Ang-3 可与 Tie-2 结合并抑制其活性，与 Ang-2 作用类似。Ang-4 则与 Ang-1 作用类似。研究表明，Ang 及其受体在肿瘤组织中高表达。其中 Ang-2 参与肿瘤血管生成的起始及延续过程，影响肿瘤生长和转移。Keskin 等的研究表明，Ang 信号通路是与细胞靶向相关的关键调控通路，其可通过调节 Ang-2 来促进肿瘤细胞肺部转移。研究表明，Ang-2 的高表达与非小细胞肺癌患者的不良预后、膀胱癌的进展密切相关。Brunckhorst 等的研究表明，Ang 可通过建立癌前微环境促进卵巢癌进展。Horiguchi 等的研究表明，Ang-2 可通过激活脾脏酪氨酸激酶-磷酸肌醇 3 激酶依赖性抗凋亡信号，使结直肠癌细胞对化疗产生耐药性。Wang 等的研究表明，miR-145 通过调节胰腺癌细胞中的 Ang-2 而发挥抑癌作用。恶性肿瘤中 Ang 高表达具有强烈的诱导血管生成作用，在肿瘤的进展、肿瘤治疗失败中扮演重要角色。

（5）转化生长因子-β（TGF-β）

TGF-β 是一种多功能的多肽类分泌蛋白，其超家族约有 40 个成员，其中 TGF-β1 与人体内肿瘤的发展密切相关。TGF-β 在肿瘤生长过程中的“双刃剑”作用主要体现在以下几个方面：早期肿瘤组织中 TGF-β 可通过抑制内皮细胞增殖而抑制瘤体生长；晚期阶段 TGF-β 主要通过免疫逃逸、促进血管新生、促进肿瘤发生 EMT，使肿瘤快速生长。刘竞等通过 RNA 干扰技术沉默 TGF-β1 基因，发现人膀胱癌细胞株中 VEGF 的 mRNA 表达随着 TGF-β1 基因的沉默而降低，而肿瘤细胞高表达 TGF-β1 时 VEGF 表达量增多，推测 TGF-β1 可能通过上调 VEGF 基因的表达实现对膀胱癌血管生成的调控。此外，TGF-β 还可通过调控细胞内 MMP 的表达、下调 TIMP 而促进血管生成和肿瘤的侵袭转移。

(6) 血管内皮细胞抑制素

1997 年有学者从小鼠 Lewis 肿瘤细胞中分离出血管内皮细胞抑制素,这是一种对血管内皮细胞有很强抑制作用的蛋白质,具有十分明显的抗肿瘤血管生成作用。血管内皮细胞抑制素能抑制内皮细胞增殖,并能通过影响 ATP 酶而诱导上皮细胞的凋亡,还能通过结合内皮细胞表面受体 α5β1,抑制局部黏着斑激酶(focal adhesion kinase,FAK)的激活,从而影响下游 ERK1/p38 MAPK 信号通路,抑制内皮细胞迁移。通过正调控血管生成抑制因子,负调控其拮抗因子,血管内皮细胞抑制素可以抑制肿瘤血管生成,如上调凝血酶敏感蛋白的同时下调分化抑制因子,血管内皮细胞抑制素还可以去磷酸化血管生成信号通路的蛋白,使其活化被抑制。

(三)血管生成机制/信号通路

血管生成因子是调控肿瘤血管生成的"开关",血管生成因子和血管生成抑制因子间存在一种平衡,当血管生成因子的作用大于血管生成抑制因子的作用时,平衡被打破,开关被激活,促进形成新生血管。肿瘤中新形成的血管网络结构受异常微环境影响,导致持续性或间歇性缺氧。缺氧在生理和病理条件下均是血管生成的关键触发因素,然而肿瘤相关的病理性血管生成与生理性组织修复不同,缺氧情况会随着肿瘤异常结构血管的新生愈演愈烈,造成一道"永远不会愈合的伤口"。肿瘤血管生成过程非常复杂,包含多种信号通路。其中一些信号通路会通过上调 VEGF 信号通路的表达,间接促进恶性肿瘤血管生成,如 HGF/C-Met 信号通路。此外,当 VEGF/VEGFR 信号通路被阻断后,肿瘤还可以通过 FGF/FGFR 和 TGF-β 等生长因子及其受体信号通路来调控血管通透性和血管重塑及成熟等过程。

(1) VEGF/VEGFR 信号通路

VEGF 是当前研究最多的血管生成因子,也称血管通透性因子,属 PDGF 家族,对内皮细胞的形成有很强的促进作用。VEGF 的家族成员包括 VEGF-A、VEGF-B、VEGF-C、VEGF-D、VEGF-E 和 PIGF,它们通过与其特异性受体 VEGFR-1、VEGFR-2、neuropilin(NRP)、VEGFR-3 结合而发挥作用。VEGFR-1、VEGFR-2 是具有协同作用的酪氨酸激酶受体,在内皮细胞和肿瘤细胞中表达,与 VEGF-A 结合后被激活,共同介导新生血管的生成;NRP 与 VEGFR-3 与淋巴管的生成密切相关,NRP 可与 VEGF-A、VEGF-B 结合而增强 VEGF 与其受体的相互作用,VEGFR-3 是 VEGF-C 和 VEGF-D 的受体,结合后可促进肿瘤淋巴管生成,促使肿瘤发生远处转移。此外,VEGF 的表达受到很多因素影响,如缺氧、癌基因表达和多种生长因子等均会导致 VEGF 的表达上调。VEGF 在多种肿瘤组织中高表达,朱悦等在应用酶联免疫法测定 60 例宫颈癌患者与 60 例正常人宫颈组织中 VEGF 的表达时发现,宫颈癌患者 VEGF 水平显著高于正常人,VEGF 水平与病理学分级、淋巴结转移密切相关。目前,VEGF 被认为是最有意义的血液肿瘤筛查标志物。VEGF 主要表达于血管内皮细胞、肿瘤细胞、某些炎症细胞和间质细胞中,必须同其特异性受体结合才能发挥作用。VEGF 的受体有 VEGFR-1、VEGFR-2 和 VEGFR-3 三种亚型,均为酪氨酸激酶受体,与 VEGF 结合后引起受体自身磷酸化,激活一系列的信号通路从而发挥生物学效应。这三种受体在体内的分布也不同,VEGFR-1 和 VEGFR-2 选择性表达在血管内皮细胞中,而 VEGFR-3 主要表达在淋巴血管内皮细胞中。当 VEGF 与相应的 VEGFR 特异性结合时,会刺激血管内皮细胞的增殖和迁移,在肿瘤的血管生成中具有重要作用。Zhang 等研究表明,VEGF-A/VEGFR-2 信号通路是诱导肿瘤血管生成的主要控制者。在研究 VEGF/VEGFR 信号通路时,常用 VEGF-A、VEGFR-2 来反映血管生成的整体水平。VEGF-A 与血管内皮细胞表面 VEGFR-2 结合后,激活下游的 p38 MAPK、PI3K/Akt 和 PLCγ/MAPK 信号通路,促使血管内皮细胞增殖和迁移,并产生大量促血管生成蛋白酶,增加血管壁的通透性。另外,VEGF-A/VEGFR-2 促进血管内皮细胞增殖和迁移的功能是 VEGF-A/VEGFR-1 所没有的。在体外实验中,用 VEGFR-1 特异的配体处理血管内皮细胞,或在缺少 VEGFR-2 的血管内皮细胞中过表达 VEGFR-1,都不能促进血管内皮细胞的增殖和迁移。还有研究发现,VEGF-A 与 VEGFR-1 结合后会阻碍 VEGF-A 与 VEGFR-2 的结合,这表明 VEGFR-1 可能是 VEGFR-2 的负反馈调节因子,通过结合 VEGF-A 阻断 VEGF-A/VEGFR-2 的信号通路,最终抑制恶性肿瘤血管生成。

(2) Ang/Tie 信号通路

Ang/Tie 信号通路是调控肿瘤血管重塑和成熟的一种重要的信号通路。

Ang/Tie 信号通路不能直接作用于肿瘤细胞，而是通过诱导肿瘤细胞和血管内皮细胞相互作用间接调控血管的稳定性，影响肿瘤的发生与发展。到目前为止，Ang 家族是唯一既具有促进作用又具有抑制作用的血管生成因子，包含 Ang-1、Ang-2、Ang-3 和 Ang-4 四个成员，其受体均为酪氨酸激酶受体 Tie-2。其中 Ang-1 和 Ang-2 是主要的 Ang 调节因子，在血管的发育、内皮萌出、血管壁重塑和壁细胞募集中起重要作用。Ang 与 VEGF 在血管生成中的相互作用关系是目前研究的热点。在大脑缺血早期，VEGF mRNA 的含量增加，而 Ang-1 mRNA 的含量减少；但在后期，VEGF 和 Ang-1 的表达均增强，这表明 Ang-1 主要作用于血管形成后期。在血管形成后期，Ang-1 主要通过周细胞的旁分泌作用与血管内皮细胞上的 Tie-2 特异性结合，并刺激 Tie-2 磷酸化，维系血管内皮细胞的存活，促进血管的成熟稳定，降低血管的通透性。Ang-2 在血管生成中通常作为 Ang-1 的内源性拮抗剂。Ang-2 主要在新生血管中表达，由血管内皮细胞合成并通过自分泌作用与 Ang-1 竞争，并特异性与自身细胞膜上的 Tie-2 结合，抑制 Tie-2 磷酸化，减弱周细胞与血管内皮细胞间的相互作用，松散血管结构，促进血管内皮细胞增殖和迁移，破坏血管的稳定性，增强血管的通透性。此外，也有研究表明，Ang-2 还有促血管生成作用，这可能与 VEGF 等血管生成因子的存在有关。体内实验发现，当 VEGF 存在时，Ang-2 拮抗 Ang-1，抑制 Tie-2 磷酸化，促进新生血管生成；当缺乏 VEGF 时，Ang-2 则抑制 Ang-1 引起的 Tie-2 磷酸化，从而导致血管内皮细胞凋亡及血管退化，这表明 Ang-2 与 VEGF 可协同促进血管的生成。另外，在肿瘤血管新生的早期阶段，Ang-2 的表达早于 VEGF。在血管结构异常的恶性肝癌中，血管内皮细胞中含有高水平的 Ang-2。事实上，Ang/Tie 信号通路和 VEGF/VEGFR 信号通路彼此关联、相互协调，共同调控肿瘤血管生长、成熟及退化的过程。在恶性肿瘤血管生成时，只表达 Ang-2 可导致恶性肿瘤血管的退化，进而引起肿瘤细胞缺氧；缺氧信号诱导肿瘤细胞表达 VEGF，VEGF 与 Ang-2 协同作用于已被 Ang-2 破坏的血管上，促进肿瘤血管生成。刚形成的肿瘤血管结构异常且不成熟，在血管形成后期随着 Ang-1 的表达增强，肿瘤新生血管在 Ang-1/Tie-2 信号通路下逐步成熟，最终为肿瘤生长、侵袭和转移提供有利条件。

（3）HGF/C-Met 信号通路

HGF/C-Met 信号通路可通过诱导 VEGF 增加的方式,间接促进恶性肿瘤的新生血管生成。HGF 的生物学活性主要由 C-Met 受体介导。C-Met 是由胞外区的 α 亚基和跨膜的 β 亚基通过二硫键组成的异二聚体,其胞外区域可识别并结合 HGF,胞内区域具有酪氨酸激酶活性,是多种调控信号分子相互作用的结合部位。肿瘤细胞可分泌具有活性的 HGF 与血管内皮细胞表面的 C-Met 结合并激活受体酪氨酸激酶,导致 α 亚基磷酸化,诱导 VEGF 高表达并与 VEGFR 特异性结合,刺激血管内皮细胞的增殖和迁移,促进肿瘤血管生成。Horiguchi 等发现在 HGF 转基因小鼠实验中,HGF 通过自分泌激活 HGF/C-Met 信号通路,使肝癌组织中微血管密度明显增加,VEGF 表达水平提高。这表明 HGF 本身可以诱导或通过诱导产生 VEGF 的方式间接刺激肿瘤血管生成。在体内实验中使用 C-Met 抑制剂能有效抑制晚期直肠癌细胞的增殖。

（4）PDGF/PDGFR 信号通路

PDGF/PDGFR 信号通路是促进肿瘤血管成熟的信号通路,在多种恶性肿瘤中过表达,并与肿瘤血管生成密切相关。PDGF 是一种由多种细胞产生,并且能够刺激胶质细胞、平滑肌细胞增殖的多肽。PDGF 家族包含 4 种不同的多肽链成员:PDGF-A、PDGF-B、PDGF-C 及 PDGF-D,它们可通过二硫键连接形成 4 种同源二聚体 PDGF-AA、PDGF-BB、PDGF-CC 和 PDGF-DD 以及 1 种异源二聚体 PDGF-AB。当 PDGF 与 PDGFR 特异性结合后,引起受体不同亚型的 PDGFR-α 和 PDGFR-β 的二聚化,即 PDGFR-αα、PDGFR-ββ 和 PDGFR-αβ,进一步导致胞内酪氨酸残基位点发生受体自身磷酸化,并激活下游特定的 PI3K/Akt、Ras/MAPK、PLCγ/PBC、p38 MAPK 和 STAT 等信号通路,引起不同信号通路的级联反应,产生相应的病理变化。PDGFR-α 通过募集表达 VEGF 的成纤维细胞来间接促进肿瘤血管生成。PDGFR-β 表达于周细胞,在血管内皮细胞上不表达,因此,PDGFR-β 通路是通过募集周细胞使肿瘤血管成熟的,而不是通过增加肿瘤血管数量或血管密度而促进肿瘤生长。所以,仅阻断 VEGFR 信号通路,可能导致早期不成熟的肿瘤新生血管缺少周细胞的覆盖,但对于周细胞覆盖良好的后期肿瘤血管则影响不大;而阻断 PDGFR-β 信号通路后,则可以减少周细胞的募集,降低周细胞的覆盖率,从而破坏肿瘤血管的稳定性。

（5）FGF/FGFR 信号通路

FGF/FGFR 信号通路在促进肿瘤血管生成中也发挥着重要作用。FGF 是一种血管生成因子,可与 VEGF 等协同促进血管内皮细胞的存活、增殖和迁移,诱导肿瘤血管生成。FGF 家族有 23 个成员:FGF-1～FGF-23,其中以 FGF-2 与肿瘤血管生成的关系较为密切,它可与 VEGF 协同诱导血管内皮细胞增殖和迁移,增加血管通透性,促进肿瘤血管生成。FGFR 家族包括有酪氨酸激酶结构域的 FGFR-1～FGFR-4 和缺失酪氨酸激酶结构域的 FGFR-5,且与 FGF 有高度亲和力。已有研究表明,FGFR-5 作为 FGFR-1 的辅助受体,可促进炎症反应的上调。当 FGF 和 FGFR 结合后,FGFR 自身发生磷酸化,可激活下游 PI3K/Akt 等信号通路,调控肿瘤血管生成。因此,阻断 FGF/FGFR 信号通路在多种恶性肿瘤中均表现出抑制血管生成及肿瘤生长的结果。

（6）TGF-β

TGF-β 已被证实能够刺激血管生成,并作为血管生成因子在肿瘤血管生成中发挥作用。激活素受体样激酶(activin receptor-like kinase,ALK)是 TGF-β 的 Ⅰ 型受体,其中,研究较多的是 ALK1 和 ALK5。Smad 蛋白介导 TGF-β 的细胞内信号转导。TGF-β 与 ALK1 结合诱导 Smad 1/5/8 磷酸化,促进血管内皮细胞增殖、迁移以及新生血管生成;TGF-β 与 ALK5 结合则诱导 Smad 2/3 磷酸化,拮抗 ALK1 的信号通路,抑制血管内皮细胞增殖和新生血管生成。因此,血管内皮细胞的最终活化状态可能与以上 2 种信号通路的平衡状态密切相关。抑制 ALK1 的信号通路能明显减少肿瘤血管生成。所以,通过敲除 ALK1 基因来抑制肿瘤生长和转移可能成为肿瘤靶向治疗的策略之一。在胶质母细胞瘤(glioblastoma,GBM)、肝细胞癌(hepatocellular carcinoma,HCC)和结直肠癌(colorectal cancer,CRC)模型中,使用 TGF-β 信号通路抑制剂的靶向治疗降低了微血管密度,并抑制了肿瘤血管生成。而在弥漫型胃癌模型中,TGF-β 信号通路的破坏可能通过增加肿瘤血管生成而促进肿瘤生长。因此,TGF-β 在恶性肿瘤中的作用取决于肿瘤类型及其微环境。

（四）抗肿瘤血管生成药物

目前，血管靶向治疗策略主要是抑制已知的促肿瘤血管生成的关键信号通路，下调血管活性因子表达，抑制肿瘤新生血管生成，切断肿瘤供养，遏制肿瘤的生长、复发和转移。在抗肿瘤血管生成药物中，小部分药物由从肿瘤细胞中分离出的内源性抑制因子经人工改造而成。现获美国 FDA 批准上市的抗肿瘤血管生成药物主要包括大分子单克隆抗体药物和小分子靶向抑制剂，可单独使用，亦可与化疗药物联合使用，在临床上均取得了一定的疗效。但是，这些药物在临床应用中也存在一些局限性，如严重的毒副作用、长期使用导致耐药现象的产生。目前，这些抗肿瘤血管生成药物产生耐药性的机制尚不清楚，探究其耐药性产生的机制将为肿瘤治疗及新药研发提供新的方向和策略。

（1）抗体药物

贝伐珠单抗（bevacizumab）为重组人源化的靶向 VEGF 的单克隆抗体。2004 年，全球首个抗肿瘤血管生成药物安维汀（Avastin）——贝伐珠单抗注射液，凭借其优异的肿瘤抑制作用于众多药物中脱颖而出。与化疗药物的不同之处在于，安维汀能够准确靶向 VEGF，进而直接、快速地阻止肿瘤血管生成。许多研究均证明，它可以和多种化疗药物联合使用，只要每 2～3 周使用 1 次，即可获得良好的效果。安维汀的出现，使得肿瘤药物的治疗新策略最终得以实施。尽管如此，贝伐珠单抗在临床应用中同样会产生耐药性、免疫反应，而且其静脉给药的方式使得患者的依从性受限，同时，价格因素使其在临床上的普及受限。

此外，还有一些与贝伐珠单抗作用靶点不同的抗体药物，如阿柏西普（aflibercept）、西妥昔单抗（cetuximab）、帕尼单抗（panitumumab）等。其中，阿柏西普是一种作用靶标为 VEGF-A 和 PIGF 的人重组融合蛋白，而西妥昔单抗和帕尼单抗均为与人 EGF 受体特异性结合的单克隆抗体。两者的区别在于，西妥昔单抗属于嵌合型 IgG1 单克隆抗体，而帕尼单抗是 IgG2 且为完全人源化的单克隆抗体。尽管这些单克隆抗体在临床上已取得一定疗效，但在改善患者的总生存期（overall survival，OS）和无进展生存期（progression free survival，PFS）方面不尽如人意，并且缺乏可靠的疗效预测因子；同时，使用一段时间后，会有耐药现象的出现，并存在严重的毒副作用。

（2）小分子抑制剂

舒尼替尼（sunitinib）是一种多靶向肿瘤血管生成抑制药物，可与多种受体酪氨酸激酶（receptor tyrosine kinase，RTK）结合，包括 PDGFR-α、PDGFR-β、VEGFR-1、VEGFR-2、VEGFR-3、干细胞因子受体（stem cell factor receptor，SCFR）、fms 样酪氨酸激酶-3（fms-like tyrosine kinase-3，Flt-3）、集落刺激因子-1 受体（colony stimulating factor-1 receptor，CSF-1R）等，从而预防肿瘤生长、病理性血管生成和肿瘤转移。安罗替尼（anlotinib）是一种可口服给药的多受体酪氨酸激酶小分子抑制剂，其通过 VEGFR-2 和间质表皮转化因子信号通路的双重阻断而抑制骨肉瘤的生长、转移和血管生成。此外，沙利度胺（thalidomide）可以使放疗后肿瘤细胞内 VEGF 的表达减少，降低肿瘤体内微血管密度，抑制肿瘤转移。然而，这些小分子抑制剂的选择性较差，对其他不相关的靶点也有一定的抑制作用。因此，选择性高、亲和力强的小分子抑制剂在肿瘤临床治疗上仍有较大的需求，亟待开发。

（3）中药抑制血管生成抗肿瘤

新生血管在恶性肿瘤的演进过程中提供了必需的氧气和营养物质，是肿瘤细胞生长代谢的基础，阻断肿瘤周围的血管生成必将影响肿瘤细胞的生存，但现在临床使用的化疗药物的不良反应及耐药性使得化疗尚无法达到满意的临床治疗效果。中药以其多成分、多靶点的优势逐渐受到人们关注，临床使用的多种方剂表现出显著的治疗作用。中药抗肿瘤血管生成的分子机制主要有下调血管生成因子或上调血管生成抑制因子，抑制 MMP 活性，阻止细胞外基质和基底膜的降解，下调血管生成信号通路相关分子的表达，抑制肿瘤炎性微环境等。

黄芩为唇形科植物黄芩的干燥根，具有清热解毒、止血安胎的功效，主要成分黄芩素、汉黄芩素和黄芩苷被证实对多种癌症均有良好的抗肿瘤作用，研究发现，黄芩在胰腺癌治疗中使用频率较高。小柴胡汤（组成成分包含黄芩）被广泛应用于多种恶性肿瘤的临床防治。黄芩水提物可以下调 VEGF 的表达，其主要通过抑制炎症反应中的环氧化酶-2（COX-2）、一氧化氮合酶（NOS）和 NF-κB 来发挥作用；黄芩素能够抑制 HUVEC 的迁移，表明黄芩水提物和黄芩素能够抑制炎症所诱导的肿瘤血管生成。汉黄芩素通过抑制 HUVEC 中 Akt 的磷酸化、下调 VEGF 和 NF-κB 来抑制血管生成。

红花为菊科植物红花的干燥花,具有活血通经、散瘀止痛等功效,主要成分红花黄色素、羟基红花黄色素 A、红花多糖等为抗肿瘤物质,在宫颈癌、胃癌、乳腺癌和肝癌等恶性肿瘤的治疗中都具有很好的辅助效果。红花的抗肿瘤作用主要是抑制细胞增殖、诱导细胞凋亡、抗氧化、提高免疫力和抗肿瘤血管生成。有学者将不同浓度的羟基红花黄色素 A 作用于肝癌细胞 H22,结果提示羟基红花黄色素 A 可通过抑制 VEGF-A、bFGF 表达从而抑制肿瘤血管生成,还可通过 ERK/MAPK 信号通路及 NF-κB 信号通路调控肿瘤血管生成。

川芎为伞形科植物川芎的根茎,具有活血行气、祛风止痛的功效,其在临床上常与其他抗肿瘤药物配伍使用,其中川芎嗪、川芎多糖等具有抗肿瘤活性。川芎嗪通过抑制 PI3K/Akt/mTOR、MEK/ERK 信号通路抑制前列腺癌细胞的生长,并且研究人员推测川芎嗪通过下调 VEGF、上调肿瘤抑素的表达抑制肺癌细胞的生长和转移。

多项临床研究表明,当传统中药与常用的抗肿瘤血管生成药物联合应用时,可有效降低肿瘤标志物水平,更有效地抑制肿瘤血管生成。中药方剂成分复杂、潜在靶点多,很难对其进行化学分析,也很难解释药物间的相互作用及作用机制。

参考文献

Cankao Wenxian

[1] 中国抗癌协会肝癌专业委员会. 中国肿瘤整合诊治指南 (CACA)-肝癌部分[J]. 肿瘤综合治疗电子杂志,2022,8(3): 31-63.

[2] Peck-Radosavljevic M. Drug therapy for advanced-stage liver cancer[J]. Liver Cancer,2014,3(2):125-131.

[3] Jouve J L, Lecomte T, Bouché O, et al. Pravastatin combination with sorafenib does not improve survival in advanced hepatocellular carcinoma[J]. J Hepatol,2019,71(3):516-522.

[4] Llovet J M, Montal R, Sia D, et al. Molecular therapies and precision medicine for hepatocellular carcinoma[J]. Nat Rev Clin Oncol,2018,15(10):599-616.

[5] Llovet J M,Villanueva A,Lachenmayer A,et al. Advances in targeted therapies for hepatocellular carcinoma in the genomic era[J]. Nat Rev Clin Oncol,2015,12(7):408-424.

[6] 张宇,陈华国,赵超,等. 中药有效成分抗肝癌作用机制研究进展 [J]. 中国中药杂志,2020,45(14):3395-3406.

[7] 毕启瑞,李运,高敏,等. 抗肿瘤中药研究进展[J]. 中医肿瘤学杂志,2021,3(4):1-11.

[8] 郭鹏毅,杨英.中医药联合靶向药物治疗原发性肝癌现状[J]. 浙江中西医结合杂志,2022,32(8):783-786.

[9]　韩光明. 柴胡鳖甲汤联合索拉非尼治疗晚期肝癌的临床观察[J]. 中国中医药现代远程教育,2021,19(2):148-150.

[10]　陆颖,齐艳. 榄香烯注射液联合索拉非尼治疗肝癌患者临床疗效及肝功能分析[J]. 医学理论与实践,2019,32(20):3292-3293.

[11]　潘静洁,刘堂营,黄晋,等. 肝动脉化疗栓塞术联合索拉非尼及复方黄连素片治疗中晚期肝癌的临床观察[J]. 中医肿瘤学杂志,2019,1(3):38-44.

[12]　陈美丽,温桂芬,冯湘萍,等. 金银花洗液治疗口服索拉非尼并发手足水疱的效果及护理[J]. 中华现代护理杂志,2012,18(20):2413-2415.

[13]　国家中医药管理局《中华本草》编委会. 中华本草[M]. 上海:上海科学技术出版社,1999.

[14]　国家药典委员会. 中华人民共和国药典(一部)[S]. 北京:中国医药科技出版社,2015.

[15]　于绍帅,陈明苍,李志雄,等. 中药野马追的研究进展[J]. 中国医药导报,2012,9(3):18-20.

[16]　陆梦圆,田莎莎. 中药野马追化学成分及药理作用研究进展[J]. 中国民族民间医药,2019,28(9):37-42.

[17]　刘秀英. 野马追研究进展[J]. 中国野生植物资源,2021,40(8):27-31.

[18]　吴双庆. 野马追的化学成分研究[D]. 苏州:苏州大学,2012.

[19]　Huo J, Yang S P, Ding J, et al. Cytotoxic sesquiterpene lactones from *Eupatorium lindleyanum*[J]. J Nat Prod, 2004,67(9):1470-1475.

[20]　杨念云,田丽娟,钱士辉,等. 野马追地上部分的化学成分研究(Ⅱ)[J]. 中国天然药物,2005,3(4):224-227.

[21]　Yang N Y, Qian S H, Duan J A, et al. Cytotoxic sesquiterpene lactones from *Eupatorium lindleyanum*[J]. J

Asian Nat Prod Res,2007,9(4):339-345.

[22] Yang N Y, Duan J A, Shang E X, et al. Analysis of sesquiterpene lactones in *Eupatorium lindleyanum* by HPLC-PDA-ESI-MS/MS[J]. Phytochem Anal, 2010, 21 (2):144-149.

[23] Yan G L, Ji L L, Luo Y M, et al. Preparative isolation and purification of three sesquiterpenoid lactones from *Eupatorium lindleyanum* DC. by high-speed counter-current chromatography [J]. Molecules,2012,17(8):9002-9009.

[24] Yang B,Shen J W,Zhou D H,et al. Precise discovery of a STAT3 inhibitor from *Eupatorium lindleyanum* and evaluation of its activity of anti-triple-negative breast cancer [J]. Nat Prod Res,2019,33(4):477-485.

[25] 吴双庆,孙群,褚纯隽,等. 野马追化学成分[J]. 中国中药杂志,2012,37(7):937-940.

[26] Yang B,Zhao Y P,Lou C H,et al. Eupalinolide O, a novel sesquiterpene lactone from *Eupatorium lindleyanum* DC., induces cell cycle arrest and apoptosis in human MDA-MB-468 breast cancer cells [J]. Oncol Rep, 2016, 36 (5): 2807-2813.

[27] 仲欢欢. 野马追抗炎活性部位筛选及制备工艺研究[D]. 南京:南京中医药大学,2017.

[28] Tian S S,Chen Y, Yang B, et al. F1012-2 inhibits the growth of triple negative breast cancer through induction of cell cycle arrest, apoptosis, and autophagy[J]. Phytother Res,2018,32(5):908-922.

[29] Wang F, Zhong H H, Fang S Q, et al. Potential anti-inflammatory sesquiterpene lactones from *Eupatorium lindleyanum*[J]. Planta Med,2018,84(2):123-128.

[30] Zhang Q Q,Zhou J H,Chen Y,et al. Seven new chemical constituents from the underground parts of *Eupatorium chinense*[J].Fitoterapia,2020,146:104674.

[31] 杨念云,钱士辉,段金廒,等.野马追地上部分的化学成分研究(Ⅰ)[J].中国药科大学学报,2003,34(3):220-221.

[32] 李晓群,金琪漾.闽台两省黄酮类抗癌植物资源[J].福建中医药,1998(3):36-37.

[33] 陈健,姚成.野马追中总黄酮的测定[J].南京师范大学学报(工程技术版),2004,4(2):16-18.

[34] 钱士辉,杨念云,段金廒,等.野马追中黄酮类成分的研究[J].中国中药杂志,2004,29(1):50-52.

[35] 肖晶,王刚力,魏锋,等.野马追化学成分的研究[J].中草药,2004,35(8):855-856.

[36] 褚纯隽,任慧玲,吴天威,等.野马追的化学成分及其解热作用研究[J].天然产物研究与开发,2015,27(5):816-821.

[37] 张晓玲,段金廒,钱大玮.LC-MS/MS联用技术分析野马追及复方野马追胶囊中的黄酮类成分[J].中国药科大学学报,2008,39(2):147-150.

[38] 潘宏春,秦伟瀚,李晓明,等.基于UPLC-Q-TOF/MS法野马追化学成分分析鉴定[J].中草药,2020,51(12):3147-3156.

[39] 陈健.野马追提取物化学成分的GC/MS分析研究[J].金陵科技学院学报,2004,20(1):30-33.

[40] 肖晶,卢卫斌,庄明蕊,等.用色质联用仪分析鉴定野马追挥发油的化学成分[J].分析仪器,2004(3):21-24.

[41] 陈健,姚成.柱前衍生化RP-HPLC测定中药野马追中的氨基酸[J].林产化工通讯,2003,37(5):7-9.

[42] 陈健,姚成.ICP-AES法测定盱眙野马追的微量元素[J].广东微量元素科学,2003,10(3):53-56.

[43] 王新风,纪元,蒋海龙.野马追不同生长阶段和不同部位矿物

质元素的比较研究[J]. 江苏中医药,2007,39(11):68-70.

[44] 罗宇慧,彭蕴茹,叶其正,等. 野马追有效部位止咳、化痰、平喘药效学筛选[J]. 江苏中医药,2008,40(8):55-57.

[45] 周远大,吴妍,朱深银,等. 野马追抗菌、止咳、平喘作用[J]. 中国药房,2001,12(12):716-718.

[46] 唐春萍,江涛,陈志燕. 野马追对豚鼠离体气管平滑肌收缩功能的影响[J]. 中药药理与临床,2002,18(6):30-32.

[47] 江舟,杨辉,何海霞,等. 野马追对大鼠急性肺损伤保护作用研究[J]. 中国药房,2007,18(27):2094-2096.

[48] Chu C J,Ren H L,Xu N Y,et al. *Eupatorium lindleyanum* DC. sesquiterpenes fraction attenuates lipopolysaccharide-induced acute lung injury in mice[J]. J Ethnopharmacol,2016,185:263-271.

[49] Chu C J,Yao S,Chen J L,et al. *Eupatorium lindleyanum* DC. flavonoids fraction attenuates lipopolysaccharide-induced acute lung injury in mice[J]. Int Immunopharmacol,2016,39:23-33.

[50] 李显伦,褚纯隽,韦孝晨,等. 野马追各化学部位对小鼠急性肺损伤的保护作用[J]. 西部中医药,2017,30(9):9-15.

[51] 张元萍. 野马追糖浆用于小儿慢性支气管炎的临床观察[J]. 影像研究与医学应用,2017,1(1):141-142.

[52] 江涛,唐春萍,杨超燕. 野马追对大鼠主动脉环收缩反应的影响[J]. 中药药理与临床,2007,23(5):124-125.

[53] 陈万一,秦剑,何海霞,等. 野马追总黄酮对实验性高脂血症大鼠脂代谢的影响[J]. 第三军医大学学报,2009,31(16):1589-1591.

[54] 王柯静,秦剑,陈万一,等. 野马追改善高脂血症大鼠血液流变性及抗氧化作用研究[J]. 中药药理与临床,2009,25(2):80-82.

[55] 迟栋. 野马追水煎液对自发性高血压大鼠的降压作用及其机制研究[J]. 中国药房,2016,27(25):3502-3504.

[56] 彭蕴茹,窦洁,黄芳,等. 复方野马追胶囊抗流感病毒实验研究[J]. 中成药,2008,30(5):650-654.

[57] 彭蕴茹,窦洁,黄芳,等. 复方野马追胶囊的体内抑菌抗病毒实验研究[J]. 时珍国医国药,2008,19(3):542-544.

[58] 窦洁,彭蕴茹,黄芳,等. 复方野马追胶囊抗呼吸道合胞病毒研究[J]. 药物评价研究,2011,34(2):85-88.

[59] 王乃馨,王卫东,郑义,等. 野马追类黄酮清除 DPPH 自由基活性研究[J]. 中国食品添加剂,2010(6):84-87.

[60] Yan G L,Ji L L,Luo Y M,et al. Antioxidant activities of extracts and fractions from *Eupatorium lindleyanum* DC[J]. Molecules,2011,16(7):5998-6009.

[61] 李姿瑾,纪丽莲. 不同提取方法的野马追提取物抗氧化作用的比较研究[J]. 食品工业科技,2012,33(8):164-167.

[62] Yamashita Y,Hoshino T,Matsuda M,et al. HSP70 inducers from Chinese herbs and their effect on melanin production[J]. Exp Dermatol,2010,19(8):e340-e342.

[63] Yamashita Y,Ikeda T,Matsuda M,et al. Purification and characterization of HSP-inducers from *Eupatorium lindleyanum*[J]. Biochem Pharmacol,2012,83(7):909-922.

[64] 陈燕,卿晨. 细胞周期与肿瘤药物治疗[J]. 中国中医药咨讯,2011,3(9):91-92.

[65] 刘亚鑫,魏雪娇,黄惠铭,等. 中药诱导细胞周期阻滞抗肿瘤研究进展[J]. 中国实验方剂学杂志,2023,29(2):222-234.

[66] 詹启敏,陈杰. 细胞周期与肿瘤转化医学[J]. 中国肿瘤临床,2014,41(1):1-7.

[67] 赵亚萍,陈湘,傅利萍,等. 野马追内酯 O 诱导三阴性乳腺癌 BT-20 细胞凋亡的作用机制研究[J]. 浙江中医药大学学报,

2022,46(11):1181-1188.

[68] Guo Y J,Pan W W,Liu S B,et al. ERK/MAPK signalling pathway and tumorigenesis[J]. Exp Ther Med,2020,19(3): 1997-2007.

[69] Degirmenci U,Wang M,Hu J. Targeting aberrant RAS/ RAF/MEK/ERK signaling for cancer therapy[J]. Cells, 2020,9(1):198.

[70] Yuan J M,Dong X D,Yap J,et al. The MAPK and AMPK signalings: interplay and implication in targeted cancer therapy[J]. J Hematol Oncol,2020,13(1):113.

[71] Park E,Rawson S,Li K,et al. Architecture of autoinhibited and active BRAF-MEK1-14-3-3 complexes[J]. Nature,2019, 575(7783):545-550.

[72] Delire B, Stärkel P. The Ras/MAPK pathway and hepatocarcinoma: pathogenesis and therapeutic implications [J]. Eur J Clin Invest,2015,45(6):609-623.

[73] Han T, Xiang D M, Sun W, et al. PTPN11/Shp2 overexpression enhances liver cancer progression and predicts poor prognosis of patients[J]. J Hepatol,2015,63 (3):651-660.

[74] 张蕾蕾. Zeylenone 通过抑制 PI3K/AKT/mTOR 和 ERK/ MAPK 信号通路诱导宫颈癌细胞凋亡的分子机制研究[D]. 北京:北京协和医学院,2015.

[75] Berasain C, Nicou A, Garcia-Irigoyen O, et al. Epidermal growth factor receptor signaling in hepatocellular carcinoma: inflammatory activation and a new intracellular regulatory mechanism[J]. Dig Dis,2012,30(5):524-531.

[76] 杨莉,赵连英,刘彦超,等. 大麻素受体 1 和细胞外信号调节激酶在肝纤维化小鼠肝组织中的表达及意义[J]. 临床肝胆

病杂志,2012,28(9):681-684.

[77] Zhang Z, Zhou X Y, Shen H J, et al. Phosphorylated ERK is a potential predictor of sensitivity to sorafenib when treating hepatocellular carcinoma: evidence from an in vitro study[J]. BMC Med,2009,7:41.

[78] Yarza R, Vela S, Solas M, et al. c-Jun N-terminal Kinase (JNK) Signaling as a therapeutic target for Alzheimer's disease[J]. Front Pharmacol,2016,6:321.

[79] Jiang X, Kanda T, Wu S, et al. Regulation of microRNA by hepatitis B virus infection and their possible association with control of innate immunity[J]. World J Gastroenterol,2014, 20(23):7197-7206.

[80] Ni Z H, Wang B, Dai X F, et al. HCC cells with high levels of Bcl-2 are resistant to ABT-737 via activation of the ROS-JNK-autophagy pathway[J]. Free Radic Biol Med,2014,70: 194-203.

[81] Zhang Y H, Wang S Q, Sun C R, et al. Inhibition of JNK1 expression decreases migration and invasion of mouse hepatocellular carcinoma cell line in vitro[J]. Med Oncol, 2011,28(4):966-972.

[82] Liao Y J, Bai H Y, Li Z H, et al. Longikaurin A, a natural ent-kaurane, induces G2/M phase arrest via downregulation of Skp2 and apoptosis induction through ROS/JNK/c-Jun pathway in hepatocellular carcinoma cells[J]. Cell Death Dis,2014,5(3):e1137.

[83] Koul H K, Pal M, Koul S. Role of p38 MAP Kinase signal transduction in solid tumors[J]. Genes Cancer,2013,4(9-10):342-359.

[84] Amako Y, Igloi Z, Mankouri J, et al. Hepatitis C virus NS5A

inhibits mixed lineage kinase 3 to block apoptosis. [J]. J Biol Chem,2013,288(34):24753-24763.

[85] Xi Q L, Gao N, Yang Y, et al. Anticancer drugs induce hypomethylation of the acetylcholinesterase promoter via a phosphorylated-p38-DNMT1-AChE pathway in apoptotic hepatocellular carcinoma cells[J]. Int J Biochem Cell Biol, 2015,68:21-32.

[86] Liu J, Wen X J, Liu B,et al. Diosmetin inhibits the metastasis of hepatocellular carcinoma cells by downregulating the expression levels of MMP-2 and MMP-9[J]. Mol Med Rep,2016,13(3): 2401-2408.

[87] Sarsour E H, Kumar M G, Chaudhuri L, et al. Redox control of the cell cycle in health and disease[J]. Antioxid Redox Signal,2009,11(12):2985-3011.

[88] Hameed L S, Berg D A, Belnoue L, et al. Environmental changes in oxygen tension reveal ROS-dependent neurogenesis and regeneration in the adult newt brain[J]. Elife,2015,4:e08422.

[89] Srinivas U S, Tan B W Q, Vellayappan B A,et al. ROS and the DNA damage response in cancer[J]. Redox Biol,2019, 25:101084.

[90] Weiger T M, Hermann A. Cell proliferation, potassium channels, polyamines and their interactions: a mini review [J]. Amino Acids,2014,46(3):681-688.

[91] Blázquez-Castro A, Carrasco E, Calvo M I, et al. Protoporphyrin IX-dependent photodynamic production of endogenous ROS stimulates cell proliferation[J]. Eur J Cell Biol,2012,91(3):216-223.

[92] Zhou D H,Shao L J,Spitz D R. Reactive oxygen species in

normal and tumor stem cells[J]. Adv Cancer Res,2014,122: 1-67.

[93] Venkatachalam P, de Toledo S M, Pandey B N, et al. Regulation of normal cell cycle progression by flavin-containing oxidases[J]. Oncogene,2008,27(1):20-31.

[94] Pelicano H, Carney D, Huang P. ROS stress in cancer cells and therapeutic implications[J]. Drug Resist Updat,2004,7 (2):97-110.

[95] Che M X, Wang R, Li X X, et al. Expanding roles of superoxide dismutases in cell regulation and cancer[J]. Drug Discov Today,2016,21(1):143-149.

[96] Sosa V, Moliné T, Somoza R, et al. Oxidative stress and cancer: an overview[J]. Ageing Res Rev, 2013, 12 (1): 376-390.

[97] 杨静,马力文. 肿瘤与机体抗氧化系统[J]. 肿瘤防治杂志, 2004,11(3):324-327.

[98] 母佩,张厚德,杜冀晖. 活性氧在青蒿素及其衍生物抗肿瘤作用机制中的研究进展[J]. 当代医学,2013,19(16):13-15.

[99] 易静,杨洁. 活性氧调控蛋白质修饰影响肿瘤细胞行为机制的研究进展[J]. 上海交通大学学报(医学版),2012,32(9): 1122-1127.

[100] 于卫华,周庆彪,刘颖,等. 活性氧调控炎症诱发肿瘤机制的研究进展[J]. 癌变·畸变·突变,2016,28(2):158-160.

[101] Herraiz C, Calvo F, Pandya P, et al. Reactivation of p53 by a cytoskeletal sensor to control the balance between DNA damage and tumor dissemination[J]. J Natl Cancer Inst, 2015,108(1):djv289.

[102] Liou G Y, Storz P. Reactive oxygen species in cancer[J]. Free Radic Res,2010,44(5):479-496.

[103] Merino-Casallo F, Gomez-Benito M J, Hervas-Raluy S, et al. Unravelling cell migration: defining movement from the cell surface[J]. Cell Adh Migr,2022,16(1):25-64.

[104] Huynh D T N, Heo K S. Role of mitochondrial dynamics and mitophagy of vascular smooth muscle cell proliferation and migration in progression of atherosclerosis[J]. Arch Pharm Res,2021,44(12):1051-1061.

[105] Kobayashi D, Sugiura Y, Umemoto E, et al. Extracellular ATP limits homeostatic T cell migration within lymph nodes[J]. Front Immunol,2021,12:786595.

[106] Rodriguez-Mogeda C, Rodríguez-Lorenzo S, Attia J, et al. Breaching brain barriers: B cell migration in multiple sclerosis[J]. Biomolecules,2022,12(6):800.

[107] Maity D, Bera K, Li Y, et al. Extracellular hydraulic resistance enhances cell migration[J]. Adv Sci (Weinh), 2022,9(29):e2200927.

[108] Mannell H, Kameritsch P, Beck H, et al. Cx43 promotes endothelial cell migration and angiogenesis via the tyrosine phosphatase SHP-2[J]. Int J Mol Sci,2021,23(1):294.

[109] Marchant C L, Malmi-Kakkada A N, Espina J A, et al. Cell clusters softening triggers collective cell migration in vivo[J]. Nat Mater,2022,21(11):1314-1323.

[110] Zisis T, Brückner D B, Brandstätter T, et al. Disentangling cadherin-mediated cell-cell interactions in collective cancer cell migration[J]. Biophys J,2022,121(1):44-60.

[111] Wang X J, Liu Y M, Ding Y W, et al. CAMSAP2 promotes colorectal cancer cell migration and invasion through activation of JNK/c-Jun/MMP-1 signaling pathway[J]. Sci Rep,2022,12(1):16899.

[112] Rowe M M,Wang W J,Taufalele P V,et al. AGE-breaker ALT711 reverses glycation-mediated cancer cell migration [J]. Soft Matter,2022,18(44):8504-8513.

[113] Liu H,Xiang Y,Zong Q B, et al. TDO2 modulates liver cancer cell migration and invasion via the Wnt5a pathway [J]. Int J Oncol,2022,60(6):72.

[114] Xi Y Q,Xu L H,Yang L J,et al. Overexpression of eRF3a promotes cell proliferation and migration in liver cancer [J]. Curr Med Sci,2022,42(1):100-107.

[115] Kim M J,Kim J,Im J S,et al. Hepatitis B virus X protein enhances liver cancer cell migration by regulating calmodulin-associated actin polymerization[J]. BMB Rep, 2021,54(12):614-619.

[116] Huang Q C,Wu D,Zhao J, et al. TFAM loss induces nuclear actin assembly upon mDia2 malonylation to promote liver cancer metastasis[J]. EMBO J,2022,41(11): e110324.

[117] Zhang X T,Tao X K,Feng F. Downregulation of C12orf75 gene inhibits migration and invasion of liver cancer cell via suppressing the Wnt/β-catenin signaling pathway in vitro [J]. Biochem Biophys Res Commun,2022,614:92-99.

[118] Xing Y, Liu Y, Qi Z, et al. LAGE3 promoted cell proliferation, migration, and invasion and inhibited cell apoptosis of hepatocellular carcinoma by facilitating the JNK and ERK signaling pathway[J]. Cell Mol Biol Lett, 2021,26(1):49.

[119] Yeung S F,Zhou Y,Zou W J,et al. TEC kinase stabilizes PLK4 to promote liver cancer metastasis[J]. Cancer Lett, 2022,524:70-81.

[120] Tapia R，Hecht G A. Spef1/CLAMP binds microtubules and actin-based structures and regulates cell migration and epithelia cell polarity [J]. Ann N Y Acad Sci，2022，1515 (1)：97-104.

[121] Tanigawa K，Tsukamoto S，Koma Y I，et al. S100A8/A9 induced by interaction with macrophages in esophageal squamous cell carcinoma promotes the migration and invasion of cancer cells via Akt and p38 MAPK pathways [J]. Am J Pathol，2022，192(3)：536-552.

[122] Zhang H H，Liu J L，Dang Q Q，et al. Ribosomal protein RPL5 regulates colon cancer cell proliferation and migration through MAPK/ERK signaling pathway [J]. BMC Mol Cell Biol，2022，23(1)：48.

[123] Jiang H R，Wen X X，Zhang X，et al. Concanavalin A inhibits human liver cancer cell migration by regulating F-actin redistribution and assembly via MAPK signaling pathway[J]. Oncol Lett，2022，24(5)：405.

[124] Chen J F，Wang K J，Ye S Z，et al. Tyrosine kinase receptor RON activates MAPK/RSK/CREB signal pathway to enhance CXCR4 expression and promote cell migration and invasion in bladder cancer[J]. Aging(Albany NY)，2022，14 (17)：7093-7108.

[125] Luo Y，Yao Q. Circ_0085315 promotes cell proliferation，invasion，and migration in colon cancer through miR-1200/MAP3K1 signaling pathway[J]. Cell Cycle，2022，21(11)：1194-1211.

[126] Qiao L，Xie N，Li Y，et al. Downregulation of HNRNPM inhibits cell proliferation and migration of hepatocellular carcinoma through MAPK/AKT signaling pathway [J].

Transl Cancer Res,2022,11(7):2135-2144.

[127] Wang J,Xie Z J,Liu Y,et al. MicroRNA-361 reduces the viability and migratory ability of pancreatic cancer cells via mediation of the MAPK/JNK pathway[J]. Exp Ther Med, 2021,22(6):1365.

[128] Zhang T,Liu G Y,Cao J L,et al. Peimine-induced apoptosis and inhibition of migration by regulating reactive oxygen species-mediated MAPK/STAT3/NF-κB and Wnt/β-catenin signaling pathways in gastric cancer MKN-45 cells [J]. Drug Dev Res,2022,83(7):1683-1696.

[129] Sun R H,Zhou Y Q,Cai Y C,et al. Circ_0000045 promotes proliferation, migration, and invasion of head and neck squamous cell carcinomas via regulating HSP70 and MAPK pathway[J]. BMC Cancer,2022,22(1):799.

[130] Ma Y S,Peng S F,Wu R S,et al. Bisdemethoxycurcumin suppresses human osteosarcoma U-2 OS cell migration and invasion via affecting the PI3K/Akt/NF-κB, PI3K/Akt/GSK3β and MAPK signaling pathways in vitro[J]. Oncol Rep,2022, 48(6):210.

[131] Ding K, Zhang F P, Qi G X, et al. ZFP36L1 promotes gastric cancer progression via regulating JNK and p38 MAPK signaling pathways[J]. Recent Pat Anticancer Drug Discov,2023,18(1):80-91.

[132] Huang C Z,Yi H,Zhou Y,et al. Pan-cancer analysis reveals SH3TC2 as an oncogene for colorectal cancer and promotes tumorigenesis via the MAPK pathway[J]. Cancers(Basel), 2022,14(15):3735.

[133] Zhang H Y,Wang Y F,Liu C G,et al. The apolipoprotein C1 is involved in breast cancer progression via EMT and

MAPK/JNK pathway [J]. Pathol Res Pract, 2022, 229:153746.

[134] Jiang H R, Wen X X, Zhang X, et al. Lens culinaris agglutinin inhibits human hepatoma cell migration via mannose and fucose-mediated ERK1/2 and JNK1/2/3 signalling pathway [J]. Mol Biol Rep, 2022, 49 (8): 7665-7676.

[135] 海春旭. 自由基医学[M]. 西安:第四军医大学出版社,2006.

[136] Turrens J F. Mitochondrial formation of reactive oxygen species[J]. J Physiol,2003,552(Pt2):335-344.

[137] Inoue M, Sato E F, Nishikwa M, et al. Mitochondrial generation of reactive oxygen species and its role in aerobic life[J]. Curr Med Chem,2003,10(23):2495-2505.

[138] Nohl H, Gille L, Kozlov A, et al. Are mitochondria a spontaneous and permanent source of reactive oxygen species? [J]. Redox Rep,2003,8(3):135-141.

[139] Nordberg J, Arnér E S. Reactive oxygen species, antioxidants, and the mammalian thioredoxin system[J]. Free Radic Biol Med, 2001,31(11):1287-1312.

[140] Powis G, Mustacich D, Coon A. The role of the redox protein thioredoxin in cell growth and cancer [J]. Free Radic Biol Med, 2000, 29(3-4):312-322.

[141] Vyas S,Zaganjor E,Haigis M C. Mitochondria and cancer [J]. Cell, 2016, 166(3): 555-566.

[142] Jiang J W, Wang K, Chen Y, et al. Redox regulation in tumor cell epithelial-mesenchymal transition: molecular basis and therapeutic strategy[J]. Signal Transduct Target Ther,2017,2:17036.

[143] Piskounova E, Agathocleous M, Murphy M M, et al.

Oxidative stress inhibits distant metastasis by human melanoma cells[J]. Nature,2015,527(7577):186-191.

[144] Aykin-Burns N, Ahmad I M, Zhu Y,et al. Increased levels of superoxide and H_2O_2 mediate the differential susceptibility of cancer cells versus normal cells to glucose deprivation[J]. Biochem J,2009,418(1):29-37.

[145] Renaudin X. Reactive oxygen species and DNA damage response in cancer [J]. Int Rev Cell Mol Biol,2021,364:139-161.

[146] Fares J, Fares M Y, Khachfe H H, et al. Molecular principles of metastasis: a hallmark of cancer revisited[J]. Signal Transduct Target Ther,2020,5(1):28.

[147] Liao Z, Chua D, Tan N S. Reactive oxygen species: a volatile driver of field cancerization and metastasis[J]. Mol Cancer,2019,18(1):65.

[148] Pani G,Galeotti T,Chiarugi P. Metastasis: cancer cell's escape from oxidative stress[J]. Cancer Metastasis Rev,2010,29(2):351-378.

[149] Dixon S J, Lemberg K M, Lamprecht M R, et al. Ferroptosis: an iron-dependent form of nonapoptotic cell death[J]. Cell,2012,149(5):1060-1072.

[150] 周文博,孔晨飞,秦高伟,等. 铁死亡发生机制的研究进展[J]. 生物化学与生物物理进展,2018,45(1):16-22.

[151] Yang W S, Stockwell B R. Synthetic lethal screening identifies compounds activating iron-dependent, nonapoptotic cell death in oncogenic-RAS-harboring cancer cells [J]. Chem Biol,2008,15(3):234-245.

[152] Friedmann Angeli J P, Schneider M, Proneth B, et al. Inactivation of the ferroptosis regulator Gpx4 triggers acute

renal failure in mice[J]. Nat Cell Biol, 2014, 16（12）：1180-1191.

[153]　康传杰,张相彤,马威. 细胞铁死亡发生与调控机制的研究进展[J]. 中国病理生理杂志,2017,33(3):567-571.

[154]　Basuli D, Tesfay L, Deng Z, et al. Iron addiction：a novel therapeutic target in ovarian cancer[J]. Oncogene,2017,36(29):4089-4099.

[155]　Gyamfi J, Eom M, Koo J S, et al. Multifaceted roles of interleukin-6 in adipocyte-breast cancer cell interaction[J]. Transl Oncol,2018,11(2):275-285.

[156]　Samanta D, Semenza G L. Metabolic adaptation of cancer and immune cells mediated by hypoxia-inducible factors [J]. Biochim Biophys Acta Rev Cancer, 2018, 1870（1）：15-22.

[157]　Hirota K. An intimate crosstalk between iron homeostasis and oxygen metabolism regulated by the hypoxia-inducible factors （HIFs）[J]. Free Radic Biol Med, 2019, 133：118-129.

[158]　Cheng Z Y, Li Y Z. What is responsible for the initiating chemistry of iron-mediated lipid peroxidation：an update [J]. Chem Rev,2007,107(3):748-766.

[159]　王玲,贾岩,李蒙蒙,等. 铁死亡在肝细胞癌中的作用以及研究进展[J]. 中国药理学通报,2018,34(6):745-749.

[160]　Kobayashi S, Hamashima S, Homma T, et al. Cystine/glutamate transporter, system x_c^-, is involved in nitric oxide production in mouse peritoneal macrophages[J]. Nitric Oxide,2018,78:32-40.

[161]　Lu B,Chen X B,Ying M D,et al. The role of ferroptosis in cancer development and treatment response[J]. Front

Pharmacol,2018,8:992.

[162] Greenshields A L, Shepherd T G, Hoskin D W. Contribution of reactive oxygen species to ovarian cancer cell growth arrest and killing by the anti-malarial drug artesunate[J]. Mol Carcinog,2017,56(1):75-93.

[163] Ooko E, Saeed M E, Kadioglu O, et al. Artemisinin derivatives induce iron-dependent cell death (ferroptosis) in tumor cells[J]. Phytomedicine,2015,22(11):1045-1054.

[164] Lange M, Abhari B A, Hinrichs T M, et al. Identification of a novel oxidative stress induced cell death by Sorafenib and oleanolic acid in human hepatocellular carcinoma cells [J]. Biochem Pharmacol,2016,118:9-17.

[165] Bai T, Wang S, Zhao Y P, et al. Haloperidol, a sigma receptor 1 antagonist, promotes ferroptosis in hepatocellular carcinoma cells [J] Biochem Biophys Res Commun,2017,491(4):919-925.

[166] Ou W J, Mulik R S, Anwar A, et al. Low-density lipoprotein docosahexaenoic acid nanoparticles induce ferroptotic cell death in hepatocellular carcinoma[J]. Free Radic Biol Med,2017,112:597-607.

[167] 徐文慧,李沧海,姜廷良. 铁死亡通路与中药干预机制研究进展[J]. 中国中药杂志,2018,43(20):4019-4026.

[168] Bialik S, Zalckvar E, Ber Y, et al. Systems biology analysis of programmed cell death[J]. Trends Biochem Sci,2010,35(10):556-564.

[169] Laster S M, Wood J G, Gooding L R. Tumor necrosis factor can induce both apoptic and necrotic forms of cell lysis[J]. J Immunol,1988 ,141(8):2629-2634.

[170] Ray C A, Pickup D J. The mode of death of pig kidney

cells infected with cowpox virus is governed by the expression of the crmA gene[J]. Virology,1996,217(1): 384-391.

[171] Degterev A，Huang Z H，Boyce M，et al. Chemical inhibitor of nonapoptotic cell death with therapeutic potential for ischemic brain injury[J]. Nat Chem Biol, 2005,1(2):112-119.

[172] Pasparakis M，Vandenabeele P. Necroptosis and its role in inflammation[J]. Nature,2015,517(7534):311-320.

[173] Zhou W，Yuan J Y. Necroptosis in health and diseases[J]. Semin Cell Dev Biol,2014,35:14-23.

[174] Kroemer G，Dallaporta B，Resche-Rigon M. The mitochondrial death/life regulator in apoptosis and necrosis [J]. Annu Rev Physiol,1998,60:619-642.

[175] Kerr J F，Wyllie A H，Currie A R. Apoptosis：a basic biological phenomenon with wide-ranging implications in tissue kinetics[J]. Br J Cancer,1972,26(4):239-257.

[176] 潘耀谦,高丰.细胞凋亡与细胞坏死比较的研究进展[J].动物医学进展,2000(4):5.

[177] Kaczmarek A，Vandenabeele P，Krysko D V. Necroptosis: the release of damage-associated molecular patterns and its physiological relevance [J]. Immunity, 2013, 38 (2): 209-223.

[178] 杨娜,龙艺,孙丽明. 程序性细胞坏死在疾病中的研究进展 [J]. 中国细胞生物学学报,2019,41(8):1490-1505.

[179] 刘发全,崔念基. 细胞坏死的研究近况[J]. 国外医学(生理、病理科学与临床分册),2003,23(6):618-621.

[180] Saldeen J. Cytokines induce both necrosis and apoptosis via a common Bcl-2-inhibitable pathway in rat insulin-producing

cells[J]. Endocrinology,2000,141(6):2003-2010.

[181] Southan G J, Szabó C. Poly（ADP-ribose） polymerase inhibitors[J]. Curr Med Chem,2003,10(4):321-340.

[182] Peart J, Willems L, Headrick J P. Receptor and non-receptor-dependent mechanisms of cardioprotection with adenosine[J]. Am J Physiol Heart Circ Physiol,2003,284 (2):H519-H527.

[183] Cuda C M, Misharin A V, Gierut A K, et al. Caspase-8 acts as a molecular rheostat to limit RIPK1-and MyD88-mediated dendritic cell activation[J]. J Immunol,2014,192 (12):5548-5560.

[184] Kinsey G R, Okusa M D. Pathogenesis of acute kidney injury: foundation for clinical practice[J]. Am J Kidney Dis,2011,58(2):291-301.

[185] Tristão V R, Gonçalves P F, Dalboni M A, et al. Nec-1 protects against nonapoptotic cell death in cisplatin-induced kidney injury[J]. Ren Fail,2012,34(3):373-377.

[186] Müller T, Dewitz C, Schmitz J, et al. Necroptosis and ferroptosis are alternative cell death pathways that operate in acute kidney failure[J]. Cell Mol Life Sci,2017,74(19): 3631-3645.

[187] Jouan-Lanhouet S, Arshad M I, Piquet-Pellorce C, et al. TRAIL induces necroptosis involving RIPK1/RIPK3-dependent PARP-1 activation [J]. Cell Death Differ,2012, 19(12):2003-2014.

[188] Liedtke C, Bangen J M, Freimuth J, et al. Loss of caspase-8 protects mice against inflammation-related hepatocarcinogenesis but induces non-apoptotic liver injury[J]. Gastroenterology, 2011,141(6):2176-2187.

[189] Günther C，He G W，Kremer A E，et al. The pseudokinase MLKL mediates programmed hepatocellular necrosis independently of RIPK3 during hepatitis[J]. J Clin Invest, 2016,126(11):4346-4360.

[190] Vucur M，Reisinger F，Gautheron J，et al. RIP3 inhibits inflammatory hepatocarcinogenesis but promotes cholestasis by controlling caspase-8- and JNK-dependent compensatory cell proliferation[J]. Cell Rep,2013,4(4):776-790.

[191] Bozec D，Iuga A C，Roda G，et al. Critical function of the necroptosis adaptor RIPK3 in protecting from intestinal tumorigenesis[J]. Oncotarget,2016,7(29):46384-46400.

[192] Seifert L，Werba G，Tiwari S，et al. The necrosome promotes pancreatic oncogenesis via CXCL1 and Mincle-induced immune suppression[J]. Nature,2016,532(7598): 245-249.

[193] Liu X J，Zhou M，Mei L，et al. Key roles of necroptotic factors in promoting tumor growth[J]. Oncotarget,2016,7 (16):22219-22233.

[194] Liu Z Y，Wu B，Guo Y S，et al. Necrostatin-1 reduces intestinal inflammation and colitis-associated tumorigenesis in mice[J]. Am J Cancer Res,2015,5(10):3174-3185.

[195] Strilic B，Yang L D，Albarrán-Juárez J，et al. Tumour-cell-induced endothelial cell necroptosis via death receptor 6 promotes metastasis [J]. Nature, 2016, 536 (7615): 215-218.

[196] Hänggi K，Vasilikos L，Valls A F，et al. RIPK1/RIPK3 promotes vascular permeability to allow tumor cell extravasation independent of its necroptotic function[J]. Cell Death Dis,2017,8(2):e2588.

[197] Seehawer M, Heinzmann F, D'Artista L, et al. Necroptosis microenvironment directs lineage commitment in liver cancer[J]. Nature,2018,562(7725):69-75.

[198] Czarny P, Pawlowska E, Bialkowska-Warzecha J, et al. Autophagy in DNA damage response [J]. Int J Mol Sci, 2015,16(2):2641-2662.

[199] 李红园,魏丽娟,魏占勇,等. 细胞自噬的研究进展[J]. 畜牧与兽医,2015,47(5):143-146.

[200] Kang R, Zeh H J, Lotze M T, et al. The Beclin 1 network regulates autophagy and apoptosis[J]. Cell Death Differ, 2011,18(4):571-580.

[201] Sun Q M, Fan W L, Zhong Q. Regulation of Beclin 1 in autophagy[J]. Autophagy,2009,5(5):713-716.

[202] Nobukuni T, Kozma S C, Thomas G. Hvps34, an ancient player, enters a growing game:mTOR Complex1/S6K1 signaling[J]. Curr Opin Cell Biol,2007,19(2):135-141.

[203] 李玲,徐小洁,叶棋浓. 细胞自噬与肿瘤[J]. 中国生物化学与分子生物学报,2013,29(11):995-1001.

[204] Tassa A, Roux M P, Attaix D, et al. Class Ⅲ phosphoinositide 3-kinase—Beclin1 complex mediates the amino acid-dependent regulation of autophagy in C2C12 myotubes[J]. Biochem J,2003,376(Pt3):577-586.

[205] Cecconi F, Piacentini M, Fimia G M. The involvement of cell death and survival in neural tube defects:a distinct role for apoptosis and autophagy? [J]. Cell Death Differ, 2008,15(7):1170-1177.

[206] Qu X P, Yu J, Bhagat G, et al. Promotion of tumorigenesis by heterozygous disruption of the beclin 1 autophagy gene [J]. J Clin Invest,2003,112(12):1809-1820.

[207] 祝盼盼,商亚珍.MAPK 信号通路介导细胞凋亡的研究进展 [J].承德医学院学报,2021,38(3):243-246.

[208] 胡善明,王亚楠,许正茂,等.Bcl-2 家族分子在细胞凋亡中的 作用研究进展[J].动物医学进展,2021,42(10):85-89.

[209] Hermeking H. The miR-34 family in cancer and apoptosis [J]. Cell Death Differ,2010,17(2):193-199.

[210] 彭伟,骆泓洁,元小冬.死亡受体介导的细胞凋亡研究进展 [J].生命的化学,2016,36(5):629-632.

[211] 吴兰芳,杨爱珍,刘和,等.线粒体调控细胞凋亡的研究进展 [J].中国农学通报,2010,26(8):63-68.

[212] 张凯强,张颖,顾何锋,等.内质网应激与细胞凋亡研究进展 [J].口腔医学,2013,33(6):415-417.

[213] Jwa M, Chang P. PARP16 is a tail-anchored endoplasmic reticulum protein required for the PERK-and IRE1α- mediated unfolded protein response[J]. Nat Cell Biol,2012, 14(11):1223-1230.

[214] 卓玛,李长山.自身免疫和自身免疫性疾病的研究进展[J]. 中国医药指南,2012,10(23):92-94.

[215] Placzek W J,Wei J,Kitada S,et al. A survey of the anti- apoptotic Bcl-2 subfamily expression in cancer types provides a platform to predict the efficacy of Bcl-2 antagonists in cancer therapy[J]. Cell Death Dis,2010,1 (5):e40.

[216] Shiotsugu S, Okinaga T, Habu M,et al. The biological effects of interleukin-17A on adhesion molecules expression and foam cell formation in atherosclerotic lesions[J]. J Interferon Cytokine Res,2019,39(11):694-702.

[217] 黄紫弦,王霖,黄益玲.微小 RNA 在肿瘤中调控细胞凋亡的 研究进展[J].生命科学,2021,33(9):1161-1168.

[218] 刘文,黄文芳,卢贤瑜. 死亡受体信号传导途径研究进展 [J]. 检验医学与临床,2006,3(9):445-447.

[219] Liang M, Zhao J. Protein expressions of AIB1, p53 and Bcl-2 in epithelial ovarian cancer and their correlations with the clinical pathological features and prognosis[J]. Eur Rev Med Pharmacol Sci,2018,22(16):5134-5139.

[220] 杨昕,唐哲,张鹏,等. JAK/STAT 信号通路在肺癌中的研究进展[J]. 中国肺癌杂志,2019,22(1):45-51.

[221] Ji J, Zhang Y Y, Fan Y C. TIPE2 as a potential therapeutic target in chronic viral hepatitis[J]. Expert Opin Ther Targets,2019,23(6):485-493.

[222] 赵川,李俊萱,刘雪梅,等. 肿瘤血管生成机制的研究进展 [J]. 2017,35(1):130-132.

[223] 王欣,王戈林. 糖代谢与抗肿瘤治疗[J]. 中国医学前沿杂志 (电子版),2019,11(2):43-50.

[224] Li T L, Kang G B, Wang T Y, et al. Tumor angiogenesis and anti-angiogenic gene therapy for cancer[J]. Oncol Lett, 2018,16(1):687-702.

[225] Viallard C, Larrivée B. Tumor angiogenesis and vascular normalization: alternative therapeutic targets[J]. Angiogenesis, 2017,20(4):409-426.

[226] 林国享,朱小东. 肿瘤血管生成的促进因素及其在肿瘤发生发展中的作用研究进展[J]. 广西医学,2020,42(3):334-337,346.

[227] Tzeng H E, Chen P C, Lin K W, et al. Basic fibroblast growth factor induces VEGF expression in chondrosarcoma cells and subsequently promotes endothelial progenitor cell-primed angiogenesis[J]. Clin Sci (Lond),2015,129(2):147-158.

[228] Qu D, Li J H, Li Y B, et al. Angiogenesis and osteogenesis enhanced by bFGF ex vivo gene therapy for bone tissue engineering in reconstruction of calvarial defects[J]. J Biomed Mater Res A,2011,96(3):543-551.

[229] Todorović-Raković N, Radulovic M, Vujasinović T, et al. bFGF in tumor tissue independently prognosticates disease outcome of a natural course of invasive breast cancer[J]. Cancer Biomark,2017,20(2):151-158.

[230] 赵建夫,徐萌,赵凤芝,等. bFGF 在恶性肿瘤中的表达及其临床病理意义[J]. 中国病理生理杂志,2015(4):590-596.

[231] Hu M M, Hu Y, He J B, et al. Prognostic value of basic fibroblast growth factor (bFGF) in lung cancer: a systematic review with meta-analysis[J]. PLoS One,2016, 11(1):e0147374.

[232] Wang Z Y, Xu H, Zhang J N, et al. Basic fibroblast growth factor blockade enhances lung cancer cell invasion by activating the AKT/MMP-2/VEGF pathway[J]. Basic Clin Pharmacol Toxicol,2020,126(1):43-50.

[233] Fan Q W, Cheng C K, Gustafson W C, et al. EGFR phosphorylates tumor-derived EGFRvⅢ driving STAT3/5 and progression in glioblastoma[J]. Cancer Cell,2013,24 (4):438-449.

[234] Sundaresan T K, Sequist L V, Heymach J V, et al. Detection of T790M, the acquired resistance EGFR mutation, by tumor biopsy versus noninvasive blood-based analyses[J]. Clin Cancer Res,2016,22(5):1103-1110.

[235] 欧阳逸斌,徐明. 几种与肿瘤血管生成有关的调控因子研究进展[J]. 现代生物医学进展,2012,12(21):4176-4179.

[236] Jin Y, Li J P, Tang L Y, et al. Protein expression and

significance of VEGF, EGFR and MMP-9 in non-small cell lung carcinomas[J]. Asian Pac J Cancer Prev,2011,12(6): 1473-1476.

[237] Moores S L, Chiu M L, Bushey B S, et al. A novel bispecific antibody targeting EGFR and cMet is effective against EGFR inhibitor-resistant lung tumors[J]. Cancer Res,2016,76(13):3942-3953.

[238] Zhang J H,Fukuhara S,Sako K,et al. Angiopoietin-1/Tie2 signal augments basal Notch signal controlling vascular quiescence by inducing delta-like 4 expression through AKT-mediated activation of beta-catenin[J]. J Biol Chem, 2011,286(10):8055-8066.

[239] Chen Y X,Wu Y P,Zhang X,et al. Angiopoietin-2 (Ang-2) is a useful serum tumor marker for liver cancer in the Chinese population[J]. Clin Chim Acta,2018,478:18-27.

[240] Keskin D, Kim J, Cooke V G, et al. Targeting vascular pericytes in hypoxic tumors increases lung metastasis via angiopoietin-2[J]. Cell Rep,2015,10(7):1066-1081.

[241] Brunckhorst M K, Xu Y, Lu R, et al. Angiopoietins promote ovarian cancer progression by establishing a procancer microenvironment[J]. Am J Pathol, 2014, 184 (8):2285-2296.

[242] Horiguchi H, Endo M, Miyamoto Y, et al. Angiopoietin-like protein 2 renders colorectal cancer cells resistant to chemotherapy by activating spleen tyrosine kinase-phosphoinositide 3-kinase-dependent anti-apoptotic signaling [J]. Cancer Sci,2014,105(12):1550-1559.

[243] Wang H, Hang C, Ou X L, et al. MiR-145 functions as a tumor suppressor via regulating angiopoietin-2 in

pancreatic cancer cells[J]. Cancer Cell Int,2016,16(1):65.

[244] Seoane J，Gomis R R. TGF-β family signaling in tumor suppression and cancer progression[J]. Cold Spring Harb Perspect Biol,2017,9(12):a022277.

[245] 倪露露,杨佳,骆莹滨,等. TGF-β 通过不同机制对肿瘤侵袭转移影响的研究述评[J]. 辽宁中医杂志,2014,41(8):1606-1608.

[246] 刘竞,李康,邱明星. TGF-β1 对 VEGF 在膀胱肿瘤血管生成中的调节作用[J]. 四川大学学报(医学版),2014,45(3):464-466.

[247] 陈玉红,狄翠霞,张倩婧,等. TGF-β/Smads 信号传导通路在肿瘤中的作用[J]. 生理科学进展,2018,49(3):187-192.

[248] Dumaine B. Rethinking the war on cancer[J]. Fortune,2012,165(3):14,16.

[249] Dvorak H F. Tumors：wounds that do not heal-a historical perspective with a focus on the fundamental roles of increased vascular permeability and clotting[J]. Semin Thromb Hemost,2019,45(6):576-592.

[250] 马莉. VEGF 及其受体的生物学特性及在肿瘤血管生成中的作用[J]. 中国优生与遗传杂志,2016,24(5):146-148.

[251] Peng K W，Bai Y，Zhu Q H，et al. Targeting VEGF-neuropilin interactions：a promising antitumor strategy[J]. Drug Discov Today,2019 ,24(2):656-664.

[252] Das S，Ladell D S，Podgrabinska S，et al. Vascular endothelial growth factor-C induces lymphangitic carcinomatosis， an extremely aggressive form of lung metastases[J]. Cancer Res,2010,70(5):1814-1824.

[253] 朱悦,任玲,郝丽惠. VEGF、Rsf-1 在宫颈癌组织中的表达及其临床价值[J]. 中国妇幼保健,2020,35(6):1138-1141.

[254] Zhang P C,Liu X,Li M M,et al. AT-533, a novel Hsp90 inhibitor, inhibits breast cancer growth and HIF-1α/VEGF/VEGFR-2-mediated angiogenesis in vitro and in vivo[J]. Biochem Pharmacol,2020,172:113771.

[255] Hiratsuka S, Minowa O, Kuno J,et al. Flt-1 lacking the tyrosine kinase domain is sufficient for normal development and angiogenesis in mice[J]. Proc Natl Acad Sci U S A, 1998,95(16):9349-9354.

[256] Mariotti V, Fiorotto R, Cadamuro M,et al. New insights on the role of vascular endothelial growth factor in biliary pathophysiology[J].JHEP Rep,2021,3(3):100251.

[257] Bilimoria J, Singh H. The angiopoietin ligands and tie receptors: potential diagnostic biomarkers of vascular disease[J]. J Recept Signal Transduct Res,2019,39(3): 187-193.

[258] Gu A, Shively J E. Angiopoietins-1 and -2 play opposing roles in endothelial sprouting of embryoid bodies in 3D culture and their receptor Tie-2 associates with the cell-cell adhesion molecule PECAM1[J]. Exp Cell Res,2011,317 (15):2171-2182.

[259] Thomas M, Augustin H G. The role of the angiopoietins in vascular morphogenesis[J]. Angiogenesis, 2009,12(2): 125-137.

[260] Alawo D O A, Tahir T A, Fischer M,et al. Regulation of angiopoietin signalling by soluble Tie2 ectodomain and engineered ligand trap[J]. Sci Rep,2017,7(1):3658.

[261] Parmar D, Apte M. Angiopoietin inhibitors: a review on targeting tumor angiogenesis[J]. Eur J Pharmacol,2021, 899:174021.

[262] Joosten S P J, Spaargaren M, Clevers H, et al. Hepatocyte growth factor/MET and CD44 in colorectal cancer: partners in tumorigenesis and therapy resistance [J]. Biochim Biophys Acta Rev Cancer, 2020, 1874(2): 188437.

[263] Horiguchi N, Takayama H, Toyoda M, et al. Hepatocyte growth factor promotes hepatocarcinogenesis through c-Met autocrine activation and enhanced angiogenesis in transgenic mice treated with diethylnitrosamine[J]. Oncogene, 2002, 21(12): 1791-1799.

[264] Cuneo K C, Mehta R K, Kurapati H, et al. Enhancing the radiation response in KRAS mutant colorectal cancers using the c-Met inhibitor crizotinib[J]. Transl Oncol, 2019, 12(2): 209-216.

[265] Manzat Saplacan R M, Balacescu L, Gherman C, et al. The role of PDGFs and PDGFRs in colorectal cancer [J]. Mediators Inflamm, 2017, 2017: 4708076.

[266] Wang C B, Liu Y B, He D N. Diverse effects of platelet-derived growth factor-BB on cell signaling pathways[J]. Cytokine, 2019, 113: 13-20.

[267] 杨丹, 田海山, 李校堃. 成纤维细胞生长因子 5 的研究进展 [J]. 中国生物工程杂志, 2020, 40(3): 117-124.

[268] Giacomini A, Chiodelli P, Matarazzo S, et al. Blocking the FGF/FGFR system as a "two-compartment" antiangiogenic/antitumor approach in cancer therapy[J]. Pharmacol Res, 2016, 107: 172-185.

[269] Li Q J, Alsaidan O A, Ma Y J, et al. Pharmacologically targeting the myristoylation of the scaffold protein FRS2α inhibits FGF/FGFR-mediated oncogenic signaling and tumor progression [J]. J Biol Chem, 2018, 293 (17):

6434-6448.

[270] Ten Dijke P, Baker D. Fine-tuning ALK1 linear polyubiquitination to control angiogenesis[J]. Trends Cell Biol,2021,31(9):705-707.

[271] Goumans M J, Valdimarsdottir G, Itoh S, et al. Activin receptor-like kinase (ALK)1 is an antagonistic mediator of lateral TGFbeta/ALK5 signaling[J]. Mol Cell, 2003, 12 (4):817-828.

[272] Cunha S I, Pietras K. ALK1 as an emerging target for antiangiogenic therapy of cancer[J]. Blood,2011,117(26): 6999-7006.

[273] Huang C Y,Chung C L,Hu T H,et al. Recent progress in TGF-β inhibitors for cancer therapy[J]. Biomed Pharmacother, 2021,134:111046.

[274] Park J E, Jin M H, Hur M,et al. GC1118, a novel anti-EGFR antibody, has potent KRAS mutation-independent antitumor activity compared with cetuximab in gastric cancer[J]. Gastric Cancer,2019,22(5):932-940.

[275] Höglander E K, Nord S, Wedge D C,et al. Time series analysis of neoadjuvant chemotherapy and bevacizumab-treated breast carcinomas reveals a systemic shift in genomic aberrations[J]. Genome Med,2018,10(1):92.

[276] Tewari K S, Sill M W, Penson R T,et al. Bevacizumab for advanced cervical cancer: final overall survival and adverse event analysis of a randomised, controlled, open-label, phase 3 trial (Gynecologic Oncology Group 240)[J]. Lancet,2017,390(10103):1654-1663.

[277] Mizukami T, Izawa N, Nakajima T E, et al. Targeting EGFR and RAS/RAF signaling in the treatment of

metastatic colorectal cancer: from current treatment strategies to future perspectives[J]. Drugs,2019,79(6): 633-645.

[278] Randrup Hansen C, Grimm D, Bauer J,et al. Effects and side effects of using sorafenib and sunitinib in the treatment of metastatic renal cell carcinoma[J]. Int J Mol Sci,2017,18(2):461.

[279] Wang G Y,Sun M X,Jiang Y F,et al. Anlotinib, a novel small molecular tyrosine kinase inhibitor, suppresses growth and metastasis via dual blockade of VEGFR2 and MET in osteosarcoma[J]. Int J Cancer, 2019, 145(4): 979-993.

[280] Aguiar P M, de Mendonça Lima T, Colleoni G W B,et al. Efficacy and safety of bortezomib, thalidomide, and lenalidomide in multiple myeloma: an overview of systematic reviews with meta-analyses[J]. Crit Rev Oncol Hematol,2017,113:195-212.

[281] 林卫佳,张秀珑,张志华,等. 川芎嗪联合顺铂对肺癌中血管内皮生长因子和肿瘤抑素表达的影响[J]. 中国临床药理学杂志,2015(10):847-850.

附录

缩略词表

序号	英文缩写	英 文 全 称	中 文 全 称
1	4-PBA	4-phenylbutyric acid	4-苯基丁酸
2	ACh	acetylcholine	乙酰胆碱
3	AGE	advanced glycation end products	糖基化终产物
4	AIM2	absent in melanoma 2	黑色素瘤缺乏因子2
5	ARE	AU-rich element	AU富含元件
6	ATP	adenosine triphosphate	腺嘌呤核苷三磷酸（简称三磷酸腺苷）
7	BC	bladder cancer	膀胱癌
8	BDMC	bisdemethoxycurcumin	双脱甲氧基姜黄素
9	BHA	butyl hydroxyanisole	丁基羟基茴香醚
10	BHT	butylated hydroxytoluene	二丁基羟基甲苯
11	BrdU	5-bromodeoxyuridine	5-溴脱氧尿嘧啶核苷
12	BSA	bovine serum albumin	牛血清白蛋白
13	CaM	calmodulin	钙调蛋白
14	CHIP	chromatin immunoprecipitation	染色质免疫沉淀法
15	CNS	central nervous system	中枢神经系统
16	Con A	concanavalin A	刀豆蛋白

序号	英文缩写	英文全称	中文全称
17	CRC	colorectal cancer	结直肠癌
18	CSF	cerebrospinal fluid	脑脊液
19	DMEM	Dulbecco's modified eagle medium	改良 Eagle 培养基
20	DMSO	dimethyl sulfoxide	二甲基亚砜
21	DNA	deoxyribonucleic acid	脱氧核糖核酸
22	EA	Eupalinolide A	野马追内酯 A
23	eATP	extracellular adenosine triphosphate	胞外三磷酸腺苷
24	EB	Eupalinolide B	野马追内酯 B
25	EMT	epithelial-mesenchymal transition	上皮细胞-间充质转化
26	ERK	extracellular signal-regulated kinases	细胞外调节蛋白激酶
27	ESCC	esophageal squamous cell carcinoma	食管鳞状细胞癌
28	FBS	fetal bovine serum	胎牛血清
29	GC	gastric cancer	胃癌
30	GPx4	glutathione peroxidases 4	谷胱甘肽过氧化物酶 4
31	GRP78	glucose-regulated protein 78	葡萄糖调节蛋白 78
32	H_2O_2	hydrogen peroxide	过氧化氢
33	HBx	hepatitis B virus x protein	乙肝病毒 x 蛋白
34	HCC	hepatocellular carcinoma	肝细胞癌
35	His	histamine	组胺
36	HNSCC	head and neck squamous cell carcinoma	头颈部鳞状细胞癌
37	HO·	hydroxyl radical	羟自由基
38	HO-1	heme oxygenase-1	血红素加氧酶-1
39	HSP 70	heat shock protein 70	热休克蛋白 70
40	ICC	intrahepatic cholangiocarcinoma	肝内胆管细胞癌

序号	英文缩写	英文全称	中文全称
41	IL-6/8	interleukin-6/8	白细胞介素-6/8
42	JNK	c-Jun N-terminal kinase	c-Jun 氨基末端激酶
43	KEGG	Kyoto Encyclopedia of Genes and Genomes	京都基因和基因组数据库
44	LC-MS	liquid chromatograph-mass spectrometry	液质色谱-质谱法
45	MAPK	mitogen-activated protein kinase	丝裂原活化蛋白激酶
46	MDA	malondialdehyde	丙二醛
47	MMP	matrix metalloproteinase	基质金属蛋白酶
48	MPO	myeloperoxidase	髓过氧化物酶
49	MRA	Michael reaction acceptor	Michael 反应受体
50	MS	multiple sclerosis	多发性硬化症
51	MT	microtubule	微管
52	NAC	N-acetyl-L-cysteine	N-乙酰半胱氨酸
53	NC	negative control	阴性对照
54	NO	nitric oxide	一氧化氮
55	NOx	nitrogen oxide	氮氧化物
56	OS	osteosarcoma	骨肉瘤
57	PC	pancreatic cancer	胰腺癌
58	PCR	polymerase chain reaction	聚合酶链反应
59	PDX	patient-derived tumor xenograft	人源肿瘤异种移植
60	PVDF	polyvinylidenefluoride	聚偏二氟乙烯
61	RMS	rhabdomyosarcoma	横纹肌肉瘤
62	ROS	reactive oxygen species	活性氧
63	SDS	sodium dodecyl sulfate	十二烷基硫酸钠

序号	英文缩写	英 文 全 称	中 文 全 称
64	PAGE	polyacrylamide gel electrophoresis	聚丙烯酰胺凝胶电泳
65	SLC3A2	solute carrier family 3，member 2	溶质载体家族 3 成员 2
66	SLC7A11	solute carrier family 7，member11	溶质载体家族 7 成员 11
67	SOD	superoxide dismutase	超氧化物歧化酶
68	SPF	specific pathogen free	无特定病原体
69	TBHQ	tert-butyl hydroquinone	特丁基对苯二酚
70	TEM	transmission electron microscope	透射电子显微镜
71	TEMED	N,N,N',N'-tetramethylethylenediamine	四甲基乙二胺
72	TNBC	triple negative breast cancer	三阴性乳腺癌
73	TNF-α	tumor necrosis factor-α	肿瘤坏死因子-α
74	Trx	thioredoxin	硫氧还蛋白
75	Trx R	thioredoxin reductase	硫氧还蛋白还原酶
76	VSMC	vascular smooth muscle cell	血管平滑肌细胞
77	Znpp	Zinc protoporphyrin	锌原卟啉

致　谢

《野马追提取物对肝癌的作用及机制研究》一书中作者承担的科研项目获得以下科研项目经费资助。

1. 重庆市教育委员会科学技术研究项目"野马追内酯 B 抗非小细胞肺癌的作用及机制研究"(编号:KJZD-K202302702;2023-10-01 至 2026-09-31)。

2. 重庆市教育委员会科学技术研究项目"野马追内酯 A 抗肝癌作用及机制研究"(编号:KJZD-K201902701;2019-09-01 至 2022-09-01)。

3. 重庆市科学技术局自然科学基金面上项目"GDF11 在肝癌中的作用及分子机制研究"(编号:cstc2019jcyj-msxmX0607;2019-07-01 至 2022-06-30)。

4. 巴渝学者项目"野马追提取物抗肝癌作用及机制研究"(2021-06-01 至 2023-12-31)。

5. 重庆市教育委员会"天然药物抗肿瘤"创新研究群体项目(编号:CXQT20030;2020-07-01 至 2023-06-30)。

6. 重庆英才计划"包干制"项目"三峡库区道地药材选育与开发研究"(编号:cstc2022ycjh-bgzxm0226;2022-01-01 至 2024-12-31)。

7. 高层次人才科研启动金项目(张永慧)(2022-12 至 2025-12)。

8. 重庆市卫生健康委员会研究项目"三峡库区道地药材保护与利用多学科交叉创新团队"。

彩　图

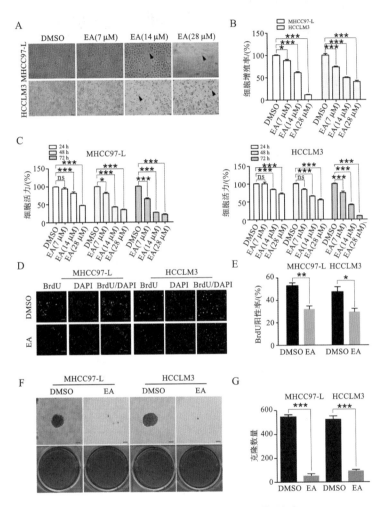

图 2.1　EA 对肝癌细胞增殖的影响

A. EA 处理 48 h 后,MHCC97-L 和 HCCLM3 的细胞形态变化,箭头表示形态改变的细胞。

B. EA 处理 48 h 后,MHCC97-L 和 HCCLM3 的细胞增殖率变化。$n=5$。

C. EA 处理 24 h,48 h 或 72 h 后,MHCC97-L 和 HCCLM3 的细胞活力变化。在每个时间点, DMSO 组均作为对照组,$n=6$。

D. EA 处理 48 h 后,MHCC97-L 和 HCCLM3 的 BrdU 阳性图。

E. 对 D 中 BrdU 阳性的 MHCC97-L 和 HCCLM3 进行量化。

F. EA 对 MHCC97-L 和 HCCLM3 的克隆形成能力的影响。

G. 对 F 中的单克隆进行量化。$n=3$。

所有数据均以平均值±SD 表示。*代表 $P<0.05$,**代表 $P<0.01$,***代表 $P<0.001$。

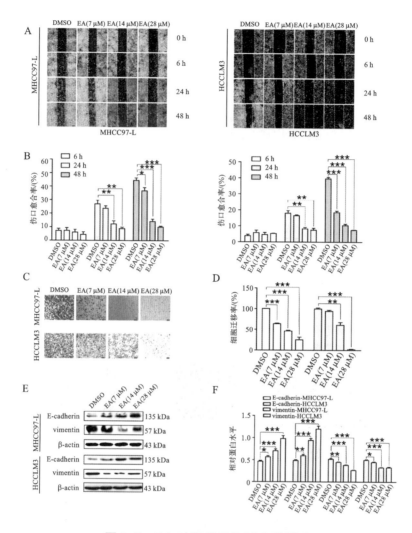

图 2.2　EA 对肝癌细胞迁移的影响

A、B. 通过伤口愈合实验分析 EA 对 MHCC97-L 和 HCCLM3 迁移能力的影响。

C、D. 通过 Transwell 细胞迁移实验分析 EA 对 MHCC97-L 和 HCCLM3 迁移能力的影响。$n=5$。

E、F. 通过 Western blot 分析 EA 处理 MHCC97-L 和 HCCLM3 48 h 对 EMT 相关蛋白的表达水平的影响。β-actin 作为内参。

所有数据均以平均值±SD 表示。*代表 $P<0.05$，**代表 $P<0.01$，***代表 $P<0.001$。

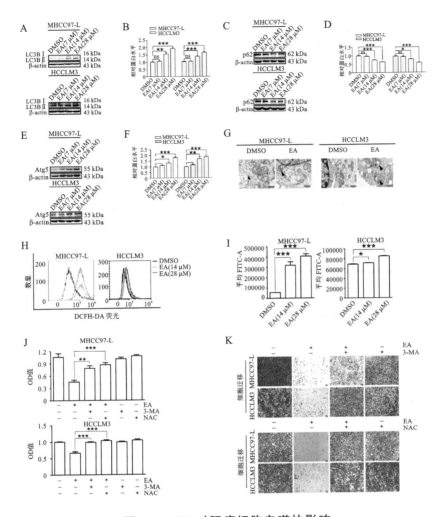

图 2.5　EA 对肝癌细胞自噬的影响

A~F. 通过 Western blot 分析 EA 处理 MHCC97-L 和 HCCLM3 48 h 对自噬相关蛋白表达水平的影响。β-actin 作为内参。

G. 在 EA 处理 48 h 后,MHCC97-L 和 HCCLM3 的透射电子显微镜结果,箭头表示自噬体。

H、I. EA 处理 48 h 后,通过流式细胞仪检测 MHCC97-L 和 HCCLM3 ROS 水平。$n=6$。

J. 通过 CCK8 检测分析 ROS 抑制剂或自噬抑制剂预处理对 MHCC97-L 和 HCCLM3 细胞活力的影响。$n=6$。

K. 通过 Transwell 细胞迁移实验检测 ROS 抑制剂或自噬抑制剂对 MHCC97-L 和 HCCLM3 迁移能力的影响。

所有数据均以平均值±SD 表示。*代表 $P<0.05$,**代表 $P<0.01$,***代表 $P<0.001$。EA,野马追内酯 A;Atg5,自噬相关蛋白 5;3-MA,3-甲基腺嘌呤;NAC,N-乙酰半胱氨酸。

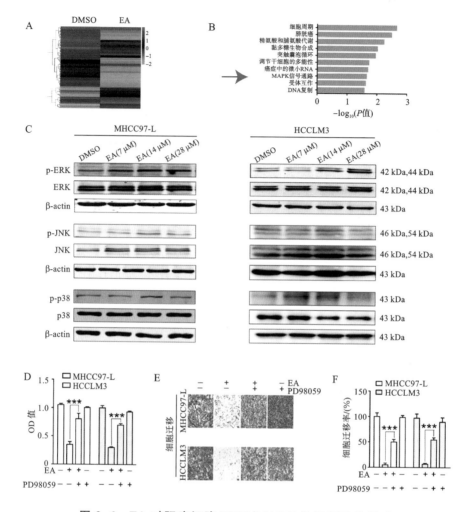

图 2.6 EA 对肝癌细胞 ERK/MAPK 信号通路的影响

A. 热图显示 EA(终浓度为 28 μM)处理 HCCLM3 48 h 后不同基因表达差异情况。

B. 富集的前 10 条信号通路。箭头表示 MAPK 信号通路。

C. 通过 Western blot 分析 MAPK 信号通路相关蛋白在 EA 处理 MHCC97-L 和 HCCLM3 48 h 后的表达水平。β-actin 作为内参。

D. 通过 CCK8 检测分析 PD98059 预处理对 EA 抑制 MHCC97-L 和 HCCLM3 细胞活力的影响。

E,F. 通过 Transwell 细胞迁移实验分析 PD98059 预处理对 EA 抑制 MHCC97-L 和 HCCLM3 迁移能力的影响。

所有数据均以平均值±SD 表示。***代表 $P<0.001$。EA,野马追内酯 A；p-,磷酸化。

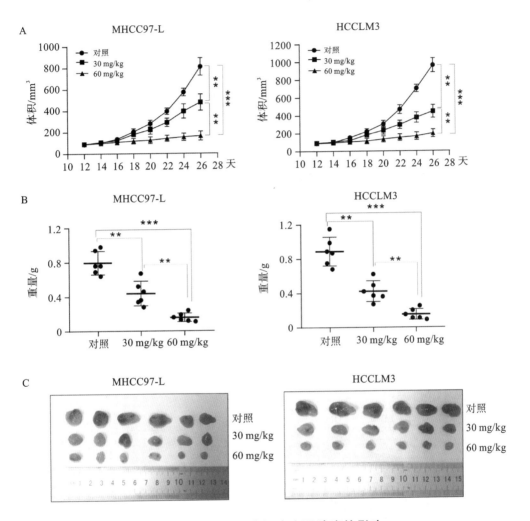

图 2.8　EA 对肝癌细胞皮下肿瘤的影响

A. EA 对 MHCC97-L 和 HCCLM3 皮下肿瘤体积的影响,$n=6$。

B. EA 对 MHCC97-L 和 HCCLM3 皮下肿瘤重量的影响,$n=6$。

C. MHCC97-L 和 HCCLM3 皮下肿瘤的图像。

所有数据均以平均值±SD 表示。**代表 $P<0.01$,***代表 $P<0.001$。EA,野马追内酯 A。

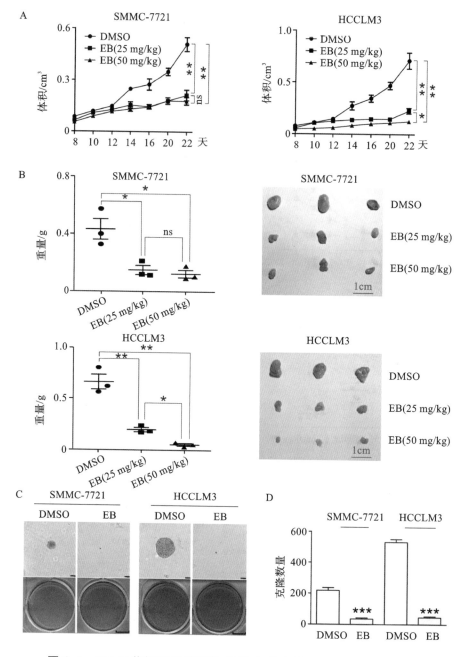

图 3.1　EB 显著抑制肝癌细胞的体内成瘤能力和克隆形成能力

A. 肝癌细胞 SMMC-7721 和 HCCLM3 所致肿瘤体积的测定。

B. 肝癌细胞 SMMC-7721 和 HCCLM3 所致肿瘤重量的测定。

C. 肝癌细胞 SMMC-7721 和 HCCLM3 克隆形成能力的测定。

D. 对 C 图中的单克隆进行量化统计。

所有数据均以平均值±SD 表示，显著性差异通过 t 检验来计算。*代表 $P<0.05$，**代表 $P<0.01$，***代表 $P<0.001$，$P<0.05$ 被认为有统计学意义。

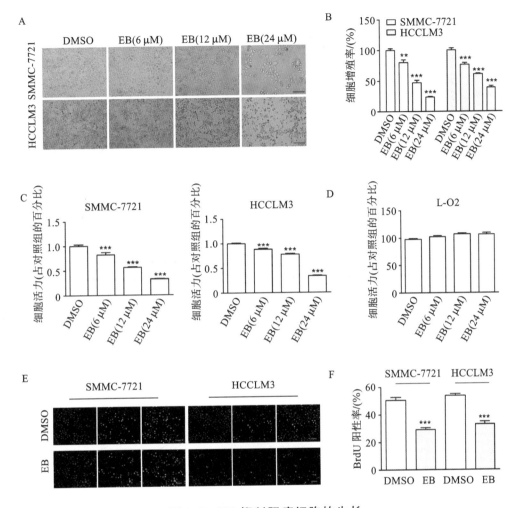

图 3.2　EB 抑制肝癌细胞的生长

A. EB 处理 SMMC-7721 和 HCCLM3 48 h 后细胞形态的变化。

B. EB 处理 SMMC-7721 和 HCCLM3 48 h 后细胞增殖率的变化。

C. EB 处理 SMMC-7721 和 HCCLM3 后,通过 CCK8 检测分析细胞活力。

D. EB 处理 L-O2 细胞后,通过 CCK8 检测分析细胞活力。

E. EB 处理 SMMC-7721 和 HCCLM3 后,细胞的 BrdU 染色图片。

F. 免疫荧光检测 EB 处理 SMMC-7721 和 HCCLM3 后的 BrdU 阳性率,$n=3$。

所有数据均以平均值±SD 表示,显著性差异通过 t 检验来计算。*代表 $P<0.05$,**代表 $P<0.01$,***代表 $P<0.001$,$P<0.05$ 被认为有统计学意义。

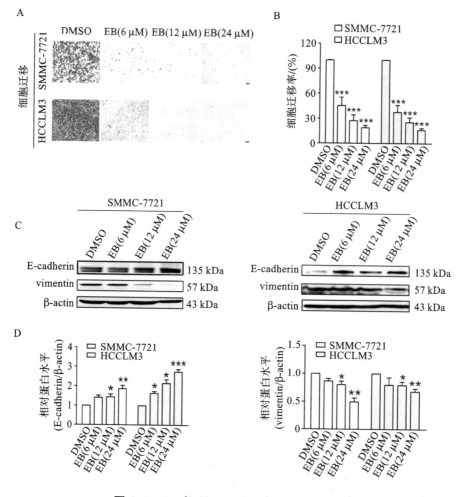

图 3.3　EB 抑制了肝癌细胞的迁移能力

A. 用 DMSO、12 μM 或 24 μM EB 处理 SMMC-7721 和 HCCLM3 细胞 24 h 后，Transwell 细胞迁移实验结果，$n=3$。

B. Transwell 细胞迁移实验的细胞迁移率。

C. Western blot 检测 SMMC-7721 和 HCCLM3 的 EMT 相关蛋白的表达水平。β-actin 作内参。

D. Western blot 的统计分析结果，$n=3$。

所有数据均以平均值±SD 表示。*代表 $P<0.05$，**代表 $P<0.01$，***代表 $P<0.001$，$P<0.05$ 被认为有统计学意义。

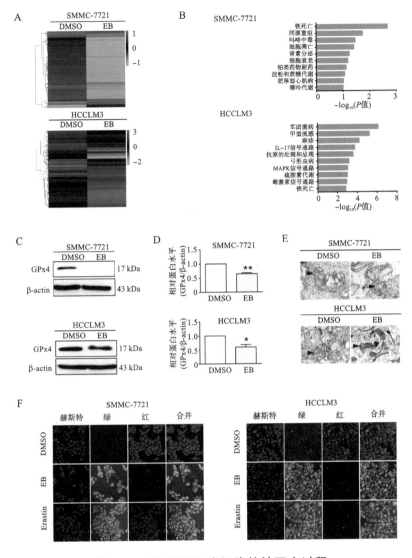

图 3.5　EB 诱导肝癌细胞的铁死亡过程

A. 与对照组相比,肝癌细胞 SMMC-7721 和 HCCLM3 在 EB(终浓度为 24 μM)处理 48 h 后基因表达的差异。

B. SMMC-7721 和 HCCLM3 的 KEGG 富集分析结果。柱形图显示基于倍数富集度排名前 10 或 12 的生物学过程。

C、D. 用 EB(终浓度为 24 μM)处理 48 h 后,SMMC-7721 和 HCCLM3 细胞中 GPx4 的 Western blot 结果。

E. 用 EB(终浓度为 24 μM)处理 48 h 后,SMMC-7721 和 HCCLM3 的电镜结果。

F. 利用 BODIPY 581/591 C11 检测 EB 诱导的 SMMC-7721 和 HCCLM3 内脂质 ROS 水平。Erastin 处理组作为阳性对照组。

所有数据均以平均值±SD 表示,显著性差异通过 t 检验来计算。*代表 $P<0.05$,**代表 $P<0.01$,***代表 $P<0.001$,$P<0.05$ 被认为有统计学意义。

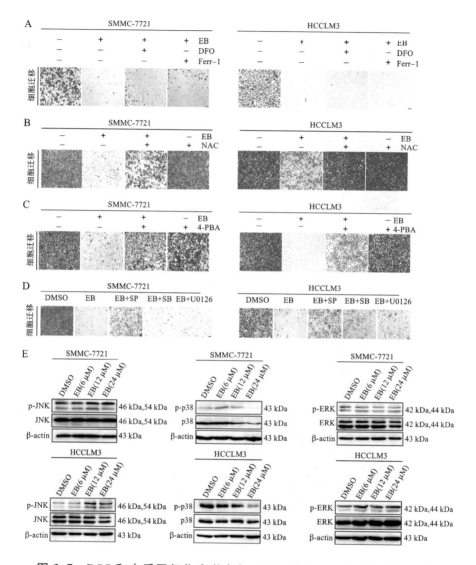

图 3.7 ROS 和内质网氧化应激参与了 EB 诱导的细胞迁移抑制作用

A. 通过 Transwell 细胞迁移实验检测 DFO 和 Ferr-1 对 EB 诱导的 SMMC-7721 和 HCCLM3 细胞迁移抑制作用的影响。

B. NAC 对 EB 诱导的 SMMC-7721 和 HCCLM3 细胞迁移抑制作用的影响。

C. 4-PBA 对 EB 诱导的 SMMC-7721 和 HCCLM3 细胞迁移抑制作用的影响。

D. JNK 信号通路抑制剂 SP600125、p38MAPK 信号通路抑制剂 SB203580 和 MEK1/2 抑制剂 U0126 对 EB 诱导的 SMMC-7721 和 HCCLM3 细胞迁移抑制作用的影响。

E. Western blot 检测 SMMC-7721 和 HCCLM3 细胞中 MAPK(p38、JNK 和 ERK)蛋白水平。

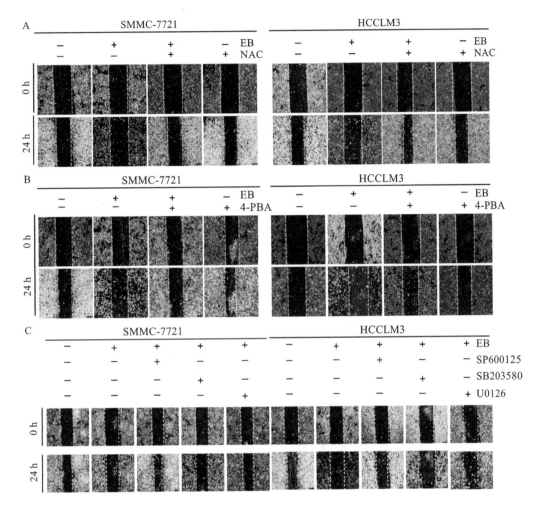

图 S2　EB 诱导的细胞迁移抑制作用可被 ROS 抑制剂 NAC、内质网氧化应激抑制剂 4-PBA 和 JNK 信号通路抑制剂 SP600125 逆转

A. ROS 抑制剂 NAC 对 EB 诱导的 SMMC-7721 和 HCCLM3 细胞迁移抑制作用的影响。

B. 内质网氧化应激抑制剂 4-PBA 对 EB 诱导的 SMMC-7721 和 HCCLM3 细胞迁移抑制作用的影响。

C. JNK 信号通路抑制剂 SP600125、p38MAPK 信号通路抑制剂 SB203580 和 MEK1/2 抑制剂 U0126 对 EB 诱导的 SMMC-7721 和 HCCLM3 细胞迁移抑制作用的影响。

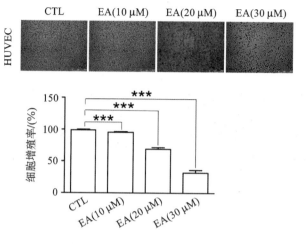

图 4.1　显微镜下观察 EA 对人脐静脉内皮细胞生长的影响

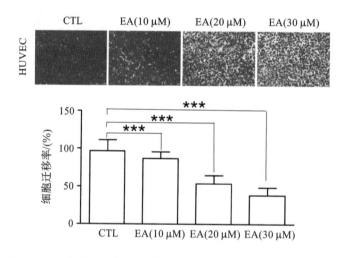

图 4.3　Transwell 细胞迁移实验检测 EA 对人脐静脉内皮细胞迁移的影响

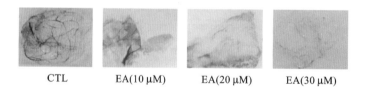

图 4.5　鸡胚绒毛尿囊膜血管生成实验检测 EA 对鸡胚绒毛尿囊膜血管的影响